活出生命的
终极意义

[美] 维克多·E. 弗兰克尔 **著**
（Viktor E. Frankl）

杨向荣 **译**

华夏出版社
HUAXIA PUBLISHING HOUSE

图书在版编目（CIP）数据

活出生命的终极意义/（美）维克多·E.弗兰克尔(Viktor E. Frankl)
著；杨向荣译. -- 北京：华夏出版社有限公司，2023.3

ISBN 978-7-5222-0349-2

Ⅰ．①活… Ⅱ．①维… ②杨… Ⅲ．①精神疗法 Ⅳ．①R749.055

中国版本图书馆 CIP 数据核字(2022)第 101713 号

Original title: Der unbewusste Gott by Viktor E. Frankl
© 1974 by Kösel Verlag, a division of Verlagsgruppe Random
House GmbH, München, Germany

活出生命的终极意义

作　　者　[美] 维克多·E.弗兰克尔
译　　者　杨向荣
责任编辑　马　颖
责任印制　刘　洋

出版发行　华夏出版社有限公司
经　　销　新华书店
印　　刷　三河市万龙印装有限公司
装　　订　三河市万龙印装有限公司
版　　次　2023 年 3 月北京第 1 版　　2023 年 3 月北京第 1 次印刷
开　　本　880×1230　1/32
印　　张　7.125
字　　数　114 千字
定　　价　69.80 元

华夏出版社有限公司　地址：北京市东直门外香河园北里 4 号　邮编：100028
网址：www.hxph.com.cn　电话：（010）64663331（转）
若发现本版图书有印装质量问题，请与我社营销中心联系调换。

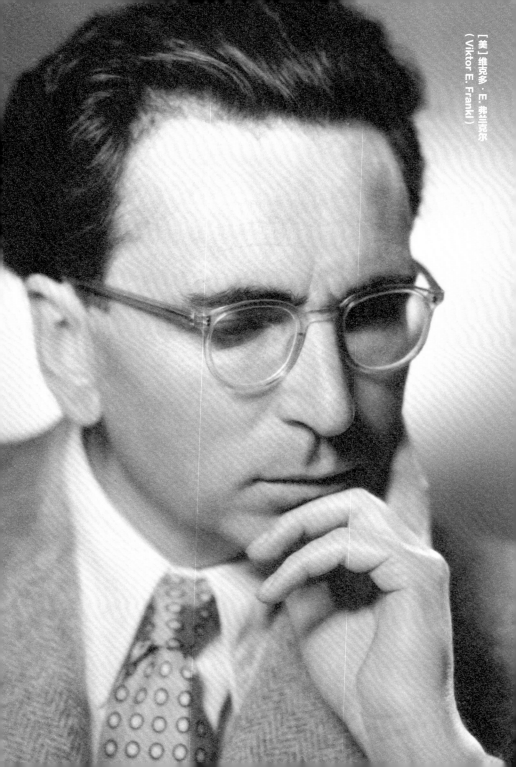

[美] 维克多・E. 弗兰克尔
（Viktor E. Frankl）

目录
contents

克劳迪娅·哈蒙德的序言

正如书名所示，《活出生命的终极意义》是写给任何对探寻生命终极意义感兴趣的人的。在这本书中，弗兰克尔解释了为什么任何人都可以活出生命的意义，无论他们的处境如何；同时解释了为什么即使是常人无法忍受的痛苦的生活，仍然可以是有意义的。当人们开始怀疑消费主义是否真的是 21 世纪开端的进路时，这本书显得尤为切题。

我想象自己着手写这篇序言时，想法会跟大多数人阅读这本书时的想法没有二致，那就是视自己为维克多·弗兰克尔那本更著名的著作《活出生命的意义》的仰慕者。我还记得自己在一家咖啡馆里泡了一杯茶，时间足够我在当天下午读完那本书。如果你还没有读过《活出生命的意义》，毫无疑问，此刻当你读到这部引人入胜的作品时，会渴望读那本书的。

《活出生命的意义》是弗兰克尔对痛苦和生存的沉思，是一部经典之作。他花了9天的时间写完那本书，目前该书的全球销量超过1 200万册，以此计算，相当于写作期间每一天的销量超过100万册。我们钦佩这位专心致志的天才，但实际上，这9天只不过是他花在把自己的思想写下来的这一举动上的时间，相关思考则花了好多年。像许多伟大著作一样，这本书让我想要看到更多。某些杰出作家留给我们的仅仅是一部让读者汲取其全部思考领悟的作品，但是弗兰克尔让我们觉得自己太幸运了。在目前出版的这本他已发表文章的结集《活出生命的终极意义》中，他对自己的思想进行了更深入的阐释。如果单独阅读这本书，本书的这些章节无疑自有其独特的价值，但同时又为阅读《活出生命的意义》提供了新鲜的视角和动机。

21世纪的第二个10年充满了危机和不确定，可谓是重温弗兰克尔理论的最佳时机。阅读弗兰克尔的这些文字时，我多次被它们对现代心理学领域研究的先见之明所打动。在这里，他谈到了可悲的乐观主义，谈到了我们如何知道生活会带来的痛苦、内疚和死亡。然而，在很大程度上，我们还在设法继续重蹈覆辙。弗兰克尔利用自己在大屠杀事件中的观察和经历，告诉我们如何利用这三个不可避免的生活要素来应对它们：将痛苦转化为成就；利用内疚来提升自己；以深知生命短暂来鞭策行动。半个世纪后，乐观主义已经成为影响力越来越大的积极心理学领域的一个关键主题。积极心理学研究的是同时让个人和团体得以成长繁荣的力量与美德。尽管我怀疑弗兰克尔是否会在描述自己时跟这个领域扯上关系，但其间仍有一些惊人的相似之处。

任何有过认知行为疗法（cognitive behavioural therapy，CBT）经验的人，无论是从业者还是患者，都会在弗兰克尔的工作中看到当今技术的先兆。在认知行为疗法中，人们会学习如何重新定义信息，寻找看待自己想法的其他方式。在本书中，弗兰克尔举了一个因失去妻子而饱受摧残的老人的例子。这个人一直在质问为什么妻子要先他而去，留下他孤苦伶仃地在老迈之年悲痛欲绝。弗兰克尔建议他把活下来当作一种牺牲。他应该把让妻子避免遭受这种牺牲带来的伤痛，当作他送给自己在这个世界上最爱的人的一件礼物。

在当今的心理学研究中，适应力是一个重要的主题。我们不应该教孩子们且不管取得什么成就，首先要保持高度的自尊，而应该培养他们练就个性的力量，以应对未来的挫折和成功。虽然适应力不是弗兰克尔经常使用的词语，但我想说，这方面他再次走在了自己时代的前列。从某种意义上说，他在集中营里进行的观察就是对适应力的研究——不仅是对别人，也是对他自己的适应力的研究。弗兰克尔作品的部分魅力就是可以借此观察他如何运用应对机制来管理自己的精神生存。他在大屠杀的经历中发现了意义，不仅利用这个机会观察人类在绝望情境下的行为，并且还充分利用了这些观察，而这种绝望情境是任何心理学家在实验室里难以创造出来的。

对我来说，《活出生命的终极意义》最具挑战性的要素是对宗教的强调。弗兰克尔是在最宽泛的意义上定义宗教的，但是接触到这部分内容时，由于我没有宗教信仰，从心理学背景来看，对他给予宗教如此突出的地位，我最初的反应是感到不知所措。然而，弗兰克尔预计到，20世纪末将出现关于宗教在帮助人们恢复心理健康问题方面的潜力的研究。尽管我并不同意他的这个观点，我相信宗教只对拥有宗教感情的精神病医生才有所助益，但最近有人呼吁心理健康专业人员接受更多训练，与客户讨论精神问题。有时候这样的讨论无疑会让从业者感到不适。弗兰克尔描述了病人向他们的精神病医生提及自己的宗教时会感到羞愧，这无异于在谈论今天的情况。

如果你是以宗教人士的身份来读这本书，那么本书第六、七章可能会让你特别感兴趣。但即便不是宗教人士，里面也有很多东西可供你阅读。对我来说，这本书最发人深思的部分是最后几章，弗兰克尔在其中研究了无意义问题。他探讨了找一份薪酬高的工作还是能给你的生活带来意义的工作之间的选择。这些问题在经济衰退期间别具针对性，这正是他的理论可以为我们今天所有人提供教训之处。弗兰克尔相信，即便我们貌似被夺走了所有控制权，比如在集中营面临死亡时，我们仍有可能找到意义。虽然我们中很少有人会经历集中营生活这样的恐怖事件，但他描述的现代生活中的存在空虚将与今天的许多人产生共鸣。我们想知道在个人间的信任日益减少的时代，是否还有超越消费主义的生活，而他探讨的正是寻找共同意义和新的集体意识。

我最钦佩弗兰克尔的是他的同情心和慷慨。战前，他本有机会离开维也纳，但是，即便存在风险，他还是留下来照顾父母。他从来都不为既定的教条所束缚，并且认为他的存在主义分析方法和逻各疗法并非灵丹妙药。这种疗法的目的在于帮助人们找到生活的意义，其依据的前提是，无论一个人的处境何等悲惨，仍然可以找到生活的意义。弗兰克尔似乎希望人们找到自己的路。他骇人听闻的经历完全有可能让他把我们对安逸生活没有意义的抱怨视为微不足道的日常琐碎。相反，他似乎知晓，我们中的任何人都会感到孤独、绝望和迫切需要意义。就这样，他把为了理解自己目睹的一切而进行的斗争化作对20世纪思想的巨大贡献。同时，他借由让自己的作品致力于帮助别人实现他们对意义的追求，完成了将自己的理论运用到生活实践中的任务。

克劳迪娅·哈蒙德

克劳迪娅·哈蒙德：获奖播音员、作家和心理学教师；利用自己的专业知识发起并制作了大量有关心理学和科学的系列广播项目和作品，包括广受好评的里程碑式系列作品《心灵状态》。本人经常出现在电视上讨论心理学研究，并在波士顿大学伦敦基地担任兼职老师，讲授健康和社会心理学。她的第一本书《情感过山车——穿越情感科学之旅》，已被翻译成6种语言出版。

1994 年 1 月 1 日，我站在大使馆官邸的楼梯顶上，感觉有些困惑。那个小巧的白发男子轻快地向我走来，完全不是我想象中的样子。我和我的客人维克多·弗兰克尔握了握手，告诉他："我 25 年前读过你的书，至今还记得。"

"你是记在脑子里还是心里的？"他问道。

"记在我心里的。"

"那就好，"他答道，好像欣然应允。

在接下来的整整几个月里，我开始依赖上了弗兰克尔教授，让他成为我的密友兼顾问。无论涉及的主题是美国在波斯尼亚的外交政策，还是家人健康问题，或者是我个人和职业方面的优先处理事项，维克多和艾莉都是我的定海神针及生生不息的智慧源泉。当智慧让我们所有的人失望时，他们就是我慰藉的源泉。

他们的清晰明澈是通过善良、理解和爱来传达的。我非常了解他们本人经历的种种苦痛。我很好奇他们自己的力量源泉来自哪里。

这本书对这个问题给出了答案。因为在这本书中，我们看到维克多·弗兰克尔处理了在无限的可能性中，自己作用的有限性。他没有把自己的局限与终极的局限相混淆，也没有把自己的存在误认为终极的存在。

他的思想中还透着一种非凡的宽容感——他的退让谦卑里蕴含着某种优雅，他认为我们用来表达终极意义的符号只指向我们无法直接体验的现实。毕竟他本人受苦受难而且亲人们死于其中的集中营，建立起来就是为了消灭那些与众不同的人。因此，弗兰克尔为人类形而上学经验的广度留下了空间。

让上帝为某些人采取拟人化的形式，为另一些人，让在上帝与那个自我难分彼此。毕竟，终极的意义肯定能够吸纳我们试图理解和描述无限性的局限。

但是，对弗兰克尔来说，这种宽容并不意味着丧失判断力。因为世上有邪恶，他的生命有伤疤。对终极意义的无意识探求可能导致邪恶的结果：公然的民族主义，迷狂的嫉妒，种族仇恨，强制性工作。从这本书开始构思过了半个世纪之后，我跟艾莉和维克多待了一个下午，他们不仅谈到奥斯维辛集中营，还谈到斯雷布雷尼察：一些人在虐待狂式的放荡中找到了邪恶和变态的意义。

因此，我们再次被提醒，抽象的理论本身并不是目的。它必须体现具体的生活。从这本小书出发，有一个伟大的道德使命需要思考。当我们反思弗兰克尔的思想时，我们不妨花点时间想想我们个人最珍视的是什么东西，以及，甚至在进行那种亲密对话的时刻，我们能为追求善良的普遍力量做出什么贡献。

宽容，嫉妒，仁慈，仇恨，正直。什么将成为我们生命中的终极价值？正如维克多·弗兰克尔会提醒的那样，选择在我们。

斯温尼·亨特（Swanee Hunt）

曾任美国驻奥地利大使

前言

本书的书名与我在 1985 年美国精神病学协会年会上做的奥斯卡·普菲斯特奖讲座的标题相同。那次讲座的文本作为本书的第九章在此重印。至于本书的第一部分，1975 年以《无意识的上帝》为名发表，而《无意识的上帝》的英文版于 1947 年出版。这本书反过来又是根据我在战争结束后几个月应邀在维也纳做的一次演讲手稿写成的。

因此，本书的"出版印刷史"，可以追溯到大约 50 年前。仔细阅读我在 1947 年、1975 年和 1985 年写的东西，我觉得从整体上看，这是一系列关于一个相当重要的主题的某些实质性思想的陈述。所以，我希望自己这几十年里写的一些东西能对某些读者有价值。

不管怎样——"瞧，我还没有闭嘴。"

维克多·弗兰克尔

英文初版前言

本书材料取自我在第二次世界大战后不久应一个维也纳小型知识分子俱乐部邀请所做的一次演讲。当时我的听众不足12人。1947年，这次演讲的内容曾以德文形式成书出版。直到原书出版28年后的今天，这本书才有了英文译本。（西班牙语、丹麦语、荷兰语、法语、希腊语、希伯来语、意大利语、日语、波兰语、塞尔维亚 – 克罗地语和瑞典语版本均已出版。）

考虑到第1版面世以来已经过去长达四分之一世纪，人们可能会理解，以我目前的状况，已经不会完全赞同本书1947年印刷的每一个字。期间，我的思想也有很大的发展——不仅发展了，我希望也成熟了。

可以肯定的是，本版中的某些改动仅涉及个别段落的轻微修改。但是，我刻意避免对文本大动干戈，因为在我所写的20

本书中，这本书是最有组织性和系统性的一本，如果添加和点缀太多这期间积累的材料，可能会破坏本书的连贯结构，那将是一件憾事。

最重要的是，我接受了出版商西蒙与舒斯特出版公司为我提供的另外一个选择，即以续篇的方式增加一个补充章节，概述过去 20 年中我逐渐形成的有关良知理论的某些观点。至于本书涉及的更广泛领域及心理治疗与神学之间的关系，读者可以在我最近用英文（而且只用英文）出版的两本书《心理治疗与存在主义》①和《意义的意志》②中找到相关的讨论。这两本书均有一章明确述及宗教问题，同时个别地方也零星地提及这个主题。

本书末尾列举的最新参考文献，会帮助读者找到更多进一步阅读的出版物，不仅包括那些涉及宗教和精神病学之间关系的，还包括涵盖整个逻各疗法教学与实践领域的出版物。

然而在题为"无意识的上帝"的讲座中提出的主要论点仍然有效和成立。事实上每个人的无意识深处都有一种根深蒂固的宗教情感。在我的《活出生命的意义》③和上文提到的《意义的意志》两本书中，已经提出有证据支持我的观点，即这种宗

① 维克多·弗兰克尔：《心理治疗与存在主义：意义疗法论文选》，纽约：华盛顿广场出版社，1967 年，试金石平装版，1968 年。
② 纽约和克利夫兰：世界出版公司，1969 年；平装版，纽约：新美国图书馆，1970 年。
③ 波士顿：灯塔出版社，1959 年；纽约：试金石版，西蒙和舒斯特出版公司，1973 年。

教情感会出其不意地流露出来，即使在诸如精神变态这样严重的心理疾患的案例中，也会意外流露出来。例如，加利福尼亚大学圣迭戈分校的一名学生写道：

> 在精神病院，我像一只笼子里的动物般被关起来。我打电话恳求带我去浴室，也没有人来，我最终不得不听天由命。幸运的是，我每天接受休克治疗、胰岛素休克治疗和足量的药物治疗，所以在随后几周的大部分时间里，我都迷迷瞪瞪的……
>
> 但是，在那种黑暗中，我对自己在这个世界上的独特使命有了某种感觉。当时我知道，正如我现在也知道，我一定是因为某种原因而被保全下来的——不管它多么微不足道，这件事只有我才能做，而且我去做具有至关重要的意义。因为在我生命中最黑暗的时刻，当我像动物一样被遗弃在笼子里，当我因为 ECT 导致健忘**无法呼唤他（上帝）时**，他就在那里。在人们遗弃我的那个"深坑"的孤独的黑暗中，**他就在那里**。我不知道他的名字的时候，他就在那里；上帝就在那里。

同样，在其他情况下，这种意想不到的宗教情感也可能会爆发出来，例如，有一个人在监狱里写道：

> 我 54 岁，经济上破产了，身陷囹圄。这次收押之初（8 个月前），一切都看起来毫无希望，一切都不可挽回地陷入混乱，乃

至我都不指望去理解这些，更不用说解决了。

漫长的几个月过去了。然后有一天，一位精神病医生见了我。从一开始我就非常喜欢他，当他面带极其愉快的微笑与我握手并介绍自己时，好像我仍然是个"人物"，或者至少是个人类。从那以后我身上发生了某种深刻而无法解释的变化。我发现自己在重过自己的人生。那天晚上，在那间小牢房的寂静中，我体验到了一种前所未有、非同寻常的宗教情感；我能够怀着至高的诚意祈祷，我接受了某种更高的志向，为此，我放弃悲痛和伤心，投向有意义和终极的关怀，无须解释。从现在起，我已经开始了惊人的恢复过程。

这件事发生在今年4月的巴尔的摩县监狱。今天，我与自己以及整个世界完全和解了。我已经找到了我生命的真正意义，时间只会推迟它的实现，却不能阻止它到来。54岁时，我决定重建自己的生活，完成我的学业。我相信我能实现我的目标。我还发现了一个崭新而巨大的活力源泉——我现在能够对自己的错误开怀大笑，而不是沉溺于对无法挽回的失败的痛苦之中。不知何故，世间几乎没有什么大不了的悲剧……

但是，人们可以讨论宗教，不用管它是无意识的还是有意识的，因为我们面临的这个问题更基本、更迫切。首先，我们必须扪心自问，这是不是精神病研究的合法领域。最近，我甚至对宗教和精神病学之间的界限开始划分得越来越清楚了①。我认识到并教给别人：它们之间的差异完全是不同维度之间的差异。然而从与维度的类似来看，应该很清楚，这些领域并不是互相排斥的。根据定义，更高的维度具有更高的包容性，较低的维度包含在较高的维度中，隶属其中并为其所囊括。因此生物学被心理学涵盖，心理学被数学涵盖，数学被神学涵盖。

心灵维度可以理所当然地定义为独特的人类现象的维度。其中有一种维度我认为是人类现实最具代表性的现象。我用"人对意义的探索"来界定这种现象。如果这样说是正确的，那么，我们也完全有理由将宗教定义为人对**终极**意义的探索。阿尔伯特·爱因斯坦曾经主张，相信宗教就是去寻找这个问题的答案：生命的意义是什么？如果我们同意这个说法，那么我们可以将相信和信仰定义为对终极意义的**信任**。如果我们这样去理解宗教——也就是说在其最广泛的意义上——毫无疑问，精神病学家同样有权研究这种现象，尽管心理学研究仅触及它的人性方面。

在最广泛的可能意义上，宗教的概念，正如这里所主张的，显然远远超出了许多宗派和有制度的宗教机构的代表所宣扬的狭义的上帝的概念。他们经常把上帝描述成（更不用说诋毁为）

① 维克多·弗兰克尔：《医生与灵魂：从心理治疗到意义疗法》，纽约：阿尔弗雷德·科诺夫公司；第二次扩充版，1965 年；平装版，纽约：维京丛书，1973 年。

这样一个存在：主要关心被尽可能多的人信奉，而且这些人要遵循某种特定的信条去信奉。"只要相信就是了，"我们经常被告知，"一切都会好起来。"可是，唉，这一命令不仅建立在对任何健全的神的概念的扭曲上，甚至，更重要的是这个说法注定会失灵：显然有些行为与活动是根本无法控制、要求或命令的。事实上，"信仰、希望和爱"就属于这类行为活动，它们会逃避某种"命令性"的接近方式。信仰、希望和爱不能简单地通过命令根据意志来确立，因为它们无法随意确定。我不能用"意志"去相信，我不能用"意志"去希望，我不能用"意志"去爱——最重要的是我要"愿意"去想要。

经过更为仔细的研究，我们发现，试图通过命令确立信仰、希望、爱和意愿，其实背后用的是某种操纵性手段。然而，企图随意实现这些状态，归根结底是基于对这些人类现象不恰当的物化和具体化：将它们变成单纯的事物，变成单纯的客观对象。但是，由于信仰、希望、爱和意愿是所谓的"意向"行为或活动，按照"现象学"学派创始人埃德蒙·胡塞尔和马克斯·舍勒创造的术语，这些活动都指向"意向"对象——换句话说，指向它们自身的客观对象。在某种程度上：当一个人把意向行为变成客观对象，他就看不见自己的客观对象了。据我所知，没有任何一个现象比人类特有的笑，更让我们深刻而清楚地认识到：你没法命令任何人去笑——如果你想让别人笑，你必须给他讲个笑话。

在某种程度上，宗教不也一样吗？如果你想让人们相信和信仰上帝，就不能依靠遵照某个特定教会的路线来布道，必须首先把你的上帝描绘得真实可信——你自己也必须在行为上表现得可信。换句话说，你必须去做与有组织的宗教代表经常做的相反的事情，他们建立起一个上帝的形象时，这个形象会跟某个人很相似，而这个人主要感兴趣的是叫人们信仰他，并且坚定地要求那些信仰他的人与某个特定的教会有关联。难怪这些宗教代表的行为，好像他们认为自己教派的主要任务就是凌驾于其他教派之上。

当然，目前的趋势是疏离这种严格的宗派意义上的宗教，但这并不意味着最终会出现一个普世宗教。相反，如果宗教想要生存下去，就必须对其进行深刻的个性化处理。

这并不意味着不需要象征符号和仪式，即便是顽固的不可知论者和无神论者也不可能完全放弃象征符号。想想那些俄罗斯人，他们建造了一座纪念碑，象征性地表达他们对巴甫洛夫在其著名的条件反射实验中牺牲的数千只狗的纪念。这是一个纯粹象征性的仪式，就辩证唯物主义所采取的功利主义标准而言是没有意义的，但对俄罗斯民族的心灵来说却非常有意义。正如布莱斯·帕斯卡尔曾经所说的，这样一颗心，自有理性都不可知的原因，甚至连马克思主义的灌输都无法抗拒。

完全从表面上看，宗教并没有在消亡，就这一点而言，同样可以说，上帝也没有死，用一本书的标题说，甚至在"奥斯维辛之后"，上帝也没有死。因为人对上帝的信仰要么是无条件的，要么压根就不是信仰。如果是无条件的，这种信仰将会站起来面对纳粹大屠杀中600万人被杀害的事实；如果不是无条件的，那么这种信仰将彻底消失，哪怕只有一个无辜的孩子不得不去死——借用陀思妥耶夫斯基曾经提出的一个观点。因此跟上帝讨价还价是没有意义的，比如争辩说："即便有高达6 000甚至100万大屠杀的受害者，我仍然会保持对上帝的信仰，但是上了100万就说什么都不管用了，很抱歉，我必须放弃对您的信仰。"

事实是，在那些真正经历过奥斯维辛集中营生活的人当中，宗教生活获得深化——尽管有过这种经历，但不能说是因为有了这种经历——的人数远远超过放弃信仰的人数。套用拉罗什福科①曾经说过的关于爱的话，一天晚上，他说，正如小火会被暴风雨扑灭，大火却会被暴风雨煽得更旺——同样，脆弱的信仰会因困境和灾难而削弱，坚定的信仰却会因困境和灾难而更加坚定。

维克多·弗兰克尔

----

① 出生于1613年，17世纪法国古典作家，代表作为《道德箴言集》

致谢

　　我最初想到把自己最喜欢的作品之一《无意识的上帝》扩展成《活出生命的终极意义》时，满以为这是一项不太复杂的任务。正如万事皆如此，最终经验是最好的老师。这本书能够结出硕果，真可谓是团队共同努力的成就，因此，我要感谢的人有很多。

　　我要感谢普莱南出版公司的乔安娜·劳伦斯，她让《活出生命的终极意义》的出版成为现实。我也要非常感谢美国驻奥地利大使斯温尼·亨特为本书撰写序言，她抓住了我的作品的真正精髓。我还要向我的助手和朋友杰尹·莱文森博士表示感谢，他帮助协调了该项目的诸多事务性细节。我还要深深地感谢我的女婿弗兰兹·韦斯利博士，他担任我在维也纳的私人"主编"，在我需要时随时提供建议和帮助。如果没有弗兰兹和杰尹辛劳又殷勤的服务，这本书的出版将永远不会成为现实。最后，但并非最不重要的是，我想对我的妻子艾莉，表达我的挚爱和感激。她是我的光，我的灵感，我的支撑。

我要向以上诸位以及所有未曾提及姓名的贡献者表示最深切的感谢。

第一章

存在主义分析的本质

与西格蒙德·弗洛伊德同时代的维也纳著名诗人阿瑟·施尼茨勒，有个说法被广为引述，他声称真正的优点只有三种：客观，勇气，责任感。人们不禁想把每种优点分别配置给从维也纳本土兴起的几个心理学派。

显然，勇气这个优点最符合阿德勒心理学派。毕竟，阿德勒学派认为，归根结底，他们的整个治疗过程不过是鼓励患者的一种尝试而已。这种鼓励旨在帮助患者克服自卑感。阿德勒心理学派认为自卑感是一种决定性的致病因素。

同样，上面提及的另外一种优点即客观则符合弗洛伊德的精神分析学说。促使西格蒙德·弗洛伊德像俄狄浦斯那样凝视着芬尼克斯（狮身人面像）的眼睛——人类的心灵，然后冒着会做出一个可怕发现的危险而解开其谜团，这样的动力还能是别的什么呢？在他那个时代，从事这样的事业是十分艰巨的，他取得的成就也巨大非凡。在此之前，心理学，特别是所谓的学院派心理学，回避着后来构成弗洛伊德学说的所有核心关切。正如解剖学家朱利叶斯·坦德勒戏称在维也纳初中开设的"躯体学"为"排除了生殖器的解剖学"，弗洛伊德同样可以说学院派心理学是排除了性欲的心理学。

然而，精神分析学不仅采取了客观的态度，它还完全臣服于客观。客观最终导向客观化或者物化。就是说，精神分析学把人类个体变成某种物体，让人变成某件东西。精神分析学把患者视为受"机械装置"原则控制的东西，认为治疗师是知道用来修复被扰乱的机械装置技术的人员。

但是，如果仅仅从技术角度来解释心理疗法的话，这种解释后面肯定潜藏着某种冷嘲热讽。没错，我们可以把治疗师看作技术人员，但我们首先得把病人当作某种机器。我想说，只有类人机才需要疗治技师。

精神分析学说是如何形成这种以技术为旨趣的机械论观点的呢？考虑到精神分析出现的智性思潮就可以理解了，但同时也要放在时代环境的背景中去理解——那是一个故作正经的拘谨的时代。机械论观点就是对那种故作正经的一种极端保守的反应。如今，在很多方面，这种观点已经过时了。但是弗洛伊德不仅呼应着自己的时代，同时又出离自己的时代。他形成自己的学说时，深受联想主义的影响，当时这种主义开始在心理学领域占据主导地位。然而，联想主义是自然主义的产物，是19世纪晚期最典型的意识形态。在弗洛伊德的学说中，自然主义在精神分析的两个基本特征中表现得非常显眼：心理原子论^①和心理能量理论。

精神分析学说从原子论的角度把人的精神整体视为由各种独立成分，如各种各样的冲动（这些冲动反过来又由所谓的冲动要素构成）像碎片般聚合而成。因此精神不仅被原子化地割裂开来，而且被细分成原子，精神分析则变成了对精神的解剖。人类个体的完整性就这样被破坏了。一方面，你可以说精神分析对人进行了去人格化的处理；另一方面，它在精神的整体内将独立的各个方面予以人格化。有时这些独立的方面不仅被人格化，甚至被妖魔化了，例如，当本我或者超我被当作仿佛其本身就是某种相对独立而又虚假的个体力量时尤其会被妖魔化。

精神分析破坏了人类个体的完整性，同时又领受了利用这些碎片重构完整的人的任务。这种原子论的观点在弗洛伊德的假设中显得尤为明显，他认为自我由众多的"自我冲动"构成。按照这种假设，抑制冲动的压抑力，本身就是一种冲动。只消看看出自弗洛伊德《性学三论》的说法就知道了："……性兴奋的产生……制造出大量的能量，这些能量在很大程度上被用于

---

① atomism 在物理化学概念中译作原子论，在心理学中译为原素论，即以心理要素说明心理现象的学说。——译者注

除了性之外的目的——所谓的……（通过压抑……）来建构随后形成的针对性欲的防御机制。"[1] 对我而言，这相当于宣称，一个用砖头建造了一座房子的建筑师，他自己就是用这些砖头建造的，所以，建立一个性欲防御机制，本身不能用性欲来建构。这显然说明唯物主义遍布在精神分析的思考方式中，同时最终解释了精神分析中原子主义的来由。

除了原子论，精神分析的显著特征就是能量论①。事实上，精神分析始终在使用着本能能量论和情感力本论②等概念。冲动以及冲动的要素跟物理学所谓的"各种力的平行分布"发挥着相同方式的作用。但是这些力作用于什么呢？答案是自我。精神分析学说认为自我最终不过是那些冲动的玩物。或者如弗洛伊德本人曾说的那样，自我并非自己家里的主人。

心理现象被简化成冲动和本能，因而似乎完全由这些东西决定并引起。精神分析学从受冲动驱使的角度来解释人的存在，这是它的首要任务。这也是本我一旦遭到肢解，得用冲动来重构的根本原因。

由于着迷于使用诸如原子、能量和机械这样的有关人的概念，精神分析学归根结底把人视为一种自动化的心理装置。存

---

① energism，又译奋勉论或精进论，伦理学概念，认为人生的目的不在于追求快乐，而在于奋勉精进，最终实现成为完人的理想。根据文境，在这里且译为能量论。——译者注

② dynamism，以力及其相互关系来解释宇宙各种现象的哲学概念。——译者注

在主义分析正是由此登堂入室的。它引入一个不同的关于人的概念与精神分析学的概念分庭抗礼。它关注的重点不在于精神装置的自动化，而在于精神存在的自主性。当然，这里用的"精神"①一词没有任何宗教的含义，只是想指出我们处理的是特定的人的现象，有别于我们跟其他动物共通的现象。换言之，"精神"是指人内心的人性属性。

我们不妨再回到施尼茨勒列举的诸项优点。正如我们可以把客观这一优点用在精神分析学中，把勇气的优点用在阿德勒的心理学中，所以把责任感的优点用在存在主义分析中同样是合适的。事实上，存在主义分析解释的是人的存在，其实人的存在最终还是要从负责的角度来解释。1938年我们引入存在主义分析[2]这个术语的时候，当代哲学提出"存在"这个词用来指称其基本特征就是责任的那种特定的存在方式。

如果我们要迅速解释是什么导致存在主义分析认为责任是存在的本质，那么我们得从这个反问开始：生命的意义是什么？我曾在自己的第一本书《医生与灵魂》[3]中提出过这个反问，那时我满足于认为人不会提这个问题：生命的意义是什么？但人会被问到这个问题。因为生活本身会向人提这个问题。而人得通过对生命负责来回应生命；人得通过有所负责来回应。换言之，这种回应必须是一种实际行动。

---

① spiritual 也有圣灵和神的含义。——译者注

当我们用"实际行动"来回应生活时，我们也在"此时此刻"回应。在我们的回应中涉及最多的是一个人的具体性及其处境的具体性。因此我们所说的责任总是具体的人在具体的处境中的责任。

存在主义分析，以存在主义分析治疗①为形式，是一种心理治疗的方法，因为它特别关注的是神经症患者的存在方式，意在让人——特别是神经症患者——意识到自己的责任。正如在精神分析中一样，在存在主义分析中，人也会意识到某种东西。但是在精神分析中，人意识到的是本能，而在存在主义分析或者逻各疗法中，人开始意识到精神或者存在。因为只有从人的精神或者存在性的视角出发，方可从负责任的角度描述作为存在的人。那么，存在主义分析中进入意识的东西就既不是冲动也不是本能，既不是本我冲动也不是自我冲动，而是自身。这里意识到本我（id）的不是自我（ego），而是意识到自身（itself）的自己（self）。

① logotherapy，这里的 logo 有语言、思维、理性等含义，所以本书后文均将其译为逻各疗法，坊间又译为存在主义分析疗法。——译者注

第二章

精神无意识

现在该到我们对普遍流行的有关无意识，或者更具体点说无意识的范围的概念进行必要的修正的时候了。我们得扩大它的范围，因为最后看来，不仅有本能无意识，也有精神无意识。因此无意识的内容被区分为无意识的本能和无意识的精神。

之前我们尝试通过引入以精神为核心并将重点放在精神——这种精神构成有别于心理学维度的心灵学[①] 维度——上的逻各疗法，以之作为心理疗法，来补充严格字面意义上的心理疗法。因此，我们把精神纳入普通心理学后，现在又特别把它纳入深层心理学——就是说纳入无意识心理学中。

弗洛伊德只看到了无意识的本能，用他所谓的伊德（本我）来表示；对他来说无意识首先而且最重要的是被压抑本能的蓄水池。然而，精神也有可能是无意识的；此外，存在本质上是

---

①　noölogical，研究纯粹精神的科学，认为精神是所有现象的本原。——译者注

无意识的，因为存在的基础不能充分地予以反思，因此也就不能充分地意识到其自身。

因为本能和精神都是无意识的，精神可能既是有意识的又是无意识的，现在我们得自问这两种区别截然分明到了何种程度。意识和无意识的边界是非常容易流变的——是互相渗透的，因为二者由此及彼的过渡连续而稳定。我们只消考虑下精神分析学说中所谓的压抑是什么便可知道：在压抑行为中，某种有意识的东西变成了无意识的东西；反之亦然，在消除压抑的过程中，某种无意识的东西又变成了有意识的东西。

与意识和无意识之间这种"流动"的界线形成鲜明对比的是，精神和本能之间无法划出这种足够分明的界线。路德维希·宾斯瓦格[①]说"本能和精神"是"不可等量齐观的概念"，这句话可谓简练地表达了这一事实。由于人的存在是精神性的存在，我们现在看得很清楚，与另外那对概念的区别相比，意识和无意识之间的区别已经变得无关紧要：在真实意义上人的存在的真正标准源于辨别一个给定现象是精神的还是本能的，因此它是有意识的还是无意识的就变得无关紧要了。这是因为——与精神分析概念相反——生而为人不是被驱动的，而是用雅斯贝斯[②]的话来说要"决定成为什么样的人"，或者用海德

---

① 1881-1966，瑞士精神病学家，存在主义精神分析学的创立者，起先追随弗洛伊德，后转向现象学和存在主义研究。——译者注

② 1883-1969，德国存在主义哲学家，神学家，精神病学家。——译者注

格尔的话说就是成为在此。我想说生而为人就是对活着承担责任——存在意义上的责任，对人自身的存在负责。

因此即便存在是无意识的，也很可能是真实的，但是人只有不受驱使而是负责任的时候才真正存在。真实的存在只有当某个自我自行做主时才在场，而不是在伊德（本我）驱使它的时候才在场。

也许可以说，精神分析学说对人的存在做了"身份确定"①和去自我化（de-self-ified）的处理。至此，当弗洛伊德把自我降格为一个单纯的附带现象时，他不仅背叛了这个自我，而且把它交给了那个伊德（本我）；与此同时，他又贬低了无意识，因为他在其中②只看到了本能而忽略了精神。

之前，我们已经讲过，在精神——作为人的本性——和本能之间无法画出一条足够分明的界线。事实上，我们可以将这条线想象为一道本体论意义上的裂隙，这道裂隙在人的总体结构内部分出两个基本上清晰的不同区域：一边是存在，另一边则是所有属于事实的一切。然而，存在，按照我们的定义，本质上是精神性的，事实则包括肉体和心理的"事实"，即生理的和心理的事实。因此，存在和事实之间的界线，即那道本体论意义上的裂隙，必须尽可能划分得截然分明，在事实性领域，

---

① id-ified，作者特意把这个单词中的 id 即伊德提取凸显出来。——译者注
② 指无意识中。——译者注

肉体和心理之间的这条界线却没法划分得清楚明了。任何一个试图阐明某种心身多维病因的医生都非常清楚地知道，想要在心理和肉体要素之间做出区分是何等困难。

随着"意识—无意识"的二分法变成了一个次要问题，于是，这个古老的心理学问题现在看来已经失去了它最初的重要意义。它得退居于更为本质的精神存在与心理事实这两对问题之后了。这个问题不仅是个具有更重要的本体论意义的问题，同时也是一个更重要的与心理疗法息息相关的问题。毕竟，一个心理治疗师持续关注的是自由和责任意义上的精神存在，关注的是如何针对心理事实处理精神存在的问题，而病人倾向于接受这种心理事实就是他的命运。这种对构成真正的人的本性的自由和责任的意识肯定与这种神经症的宿命论是有冲突的。

但是我们不能忽视这样一个事实，即作为人总是不断个体化地存在。就此而论，它总是围绕一个核心，这个核心就是这个人。用马克斯·舍勒的话说，人不仅是精神活动的代理人，而且是精神活动的"中心"。我想说，这个精神的个人中心被外围的身心层包围着。现在，我们不必谈论精神存在和身心事实，不妨说说精神性的个人和"它的"（its）身心叠加。这里我们说"它的"是想强调个人"有"一层身心的叠加，而人"是"（is）精神性的。毕竟，我说"我的自我"（my self）并没有真正的正当性，甚至说"我自己"（myself）时也没有，因为我没"有"

一个自我，但我"是"（am）一个自身。如果我有什么的话，我可以"有"一个伊德（id）①，但是，准确地说是在身心的事实性意义上而言有这个伊德。

通过围绕这个存在意义上、个人和精神意义上的核心，成为人的过程不仅被个体化了，同时也被完整化了。因此这个精神核心，而且只有这个精神核心，保证并构成了人内在的同一性和完整性。在这种情况下，完整性意味着身体、心理和精神的各个方面的整合。不能夸张地说是这种三合一的整体性造就了人的完满。我们在任何意义上都没有理由说人只不过是一个"肉体—心理的整体"。身和心也许可以形成一个统一体——一种身心的统一体，但是这种统一并不代表人的完整性。没有精神作为它的基本基础，这种完整性就不可能存在。只要我们单纯论及身体和心理，我们就无法获得完整性。

就人的结构而言，迄今为止我们更倾向于考虑表层模型而不是分层模型。事实上，我们已经用马克斯·舍勒提出的同心层模型替代了无意识、前意识、意识的分层垂直等级结构。

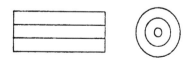

---

① 本我，指潜意识的最深层。——译者注

但是为什么不更进一步把分层模型和表层模型整合起来呢？为什么不考虑将这种同心层设想为一个三维结构的平面图呢？我们完全可以想象个人的这个核心——精神中心被外围的身体和心理的表层包围着——被拉长，这样我们必然会将它想象成一个轴心。然后这个轴心又会连同包围着它的外层一起延伸到整个无意识、前意识和意识的分层结构。

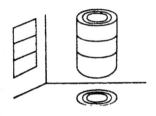

换言之，我们把两个二维模型整合在一起，并把它们做成一个三维模型。现在，前两个模型被整合在一起，事实上，已经变成一个三维模型的二维投影，这个三维模型更准确地描述了我们正在描述的人类现实。任何与人有关的现象，无论属于个人的轴心还是属于身体—心理层，都可以在任何层面出现：无意识的、前意识的或意识的层面。

为了再次深入探讨"深层心理学"问题，我们必须扩展这个概念的含义，因为迄今为止，深层心理学已经追随人进入到本能的深度，但还远没有进入精神的深度。既然"深层"指无意识层面，它必然推导出这样的结论：处于其深层的人，处于其深层的精神，或者事实上，处于深层的人的存在本质上是无意识的。这是因为，精神活动如此吸引作为精神行为的实施者的个人，他甚至都不会去反思自己本质上是什么。自身不会从事整体的自我反思[1]。在这个意义上，人的存在基本上是不可反思的，自我本身同样如此。人的存在存在于行动中而不是反思中。

只要人的存在不能被自身充分反思，它就不能被充分地分析。这就是为什么存在主义的分析永远不可能是对存在的分析，而仅仅是面向存在的分析。人的存在仍然是一种原初现象，一种不可分析、不可还原的现象。这一点同样适用于它的各个基本方面，包括诸如意识和责任感这样的人类现象。如果要澄清这些问题，我们就得超越实体平面，走向本体论维度。在心理层面，无意识和责任感都仍然是无法解决的问题。但是，只要我们把它们转换到本体论的维度，它们就不再成为问题。因为那样它们将被认为是构成人类存在要素的原初现象，或者用海德格尔学派的术语说，它们是"存在主义经验"，属于人类存在的根本属性。

概括起来说，精神现象可能是无意识的，也可能是有意识的；但是，人类存在的精神基础归根结底是无意识的。因此，人内心深处的那个核心是无意识的。就其起源而论，人类精神是无意识的精神。

正是在它的起源地，眼睛的视网膜上有一个"盲点"，视神经就是从那里进入眼球的。同样，精神恰好在它的起源地是盲目的——准确地说在那里，完全可能没有自我观照，没有对自身的反观；只要精神是"原始"精神的地方，它在那里就完全是其自身，正是在那里它同样意识不到自身的存在。因此我们完全可以赞成印度吠陀[①]里的话："所看者无法被看到；所听者无法被听到；所思者无法被思考。"

但是，精神不仅在它起源之处，即它的深层次，同时在它的高层也是无意识的。事实上，决定某种东西是有意识的或者不可意识的那个机制本身是无意识的。想想这个事实就明白了，处于睡眠中的人心中有某种东西决定着他是否应该继续睡觉。比如说，这个警卫会让熟睡的母亲醒来，只要她的孩子的呼吸变得不规律，尽管平常情况下即便大街上传来巨大的吵闹声，她照样可以酣睡不醒。即便处于催眠状态，这个警卫都不会失手——只要因为催眠提示让受试者变得不舒服，他立刻会醒来。只有在更为深层的麻醉状态，这个警卫才会默不作声——沉溺于睡眠本身。否则，他始终在监视着人，好像完全是有意识的，而且最起码都处于准意识状态。当然，它在某种程度上肯定知道睡眠者周围发生了什么，但这跟实际的意识没有关系。决定一种经验会否变得有意识或者仍然会处于无意识

---

① 印度古老的宗教文献和文学作品的总称。——译者注

状态的那个东西本身是无意识的。但是，为了做出这个决定，它必须在某种程度上要能够被感知到。既然决定和感知的过程都是精神的行为，那么再次可以推导出，这些精神行为不仅可能是无意识的，而且必然是无意识的——不仅是无意识的，而且是不可反思的。

第三章

良知的存在主义分析

良知现象完全可以作为进一步阐明我们的精神无意识概念的范例。正如我们在前一章所讲，良知[①]，连同责任感，是一种真正的原初现象，是人类作为一种决定性的存在、作为决定性此在、固有且不可还原的现象。现在，无论我们先前试图从理论上引申出什么，都必须让它本身以现象学的方式，通过良知现象这个媒介自动呈现出来。事实上，良知深入到无意识的深处，是从无意识的地基上生发出来的；而且确切地说那些真实、可靠的——存在论意义上的可靠——决定，完全是在没有经过深思熟虑的情况下做出的，因此也是无意识做出的。准确地说，良知在生发之初，它就深入到了无意识领域。

　　在这个意义上讲，良知是非理性的，也是非逻辑的，或者更

---

①　conscience，亦名良心，在弗洛伊德的用语中，指超我向自我传达命令的部分。——译者注

确切地说，是前逻辑的。正如有一种对存在的前科学以及前逻辑的理解，从本体论角度而言，前逻辑的甚至先于前科学的理解，因此也存在一种对意义的前道德的理解，这就是良知。对意义的前道德的理解先于任何价值的理解，因而并不依赖于道德。

在什么意义上我们可以认为良知是非理性的呢？至少即便在实际行动中，良知都不能用理性的语言来解释；这样的解释只可能发生在"事后"。道德自省也只能在事后才有可能进行。良知判断归根结底是不可理解的。

如果我们自问，为什么良知必然会以某种非理性的方式出现，那我们就得考虑下面的问题。向无意识袒露的是**本然的东西**，但是向良知展示的除了应然的东西外却没有别的任何东西。单纯应然的东西不是真实的，需要使之成为现实；它并非现实，而只是可能性（尽管在更高的伦理的意义上，这种可能性又代表着某种必然性）。至于向良知展示的东西，仍然有待现实化，那么问题来了，它如何才能现实化？条件就是它首先得以某种方式被期许。但是，这种期许只能通过直觉来执行。

所以，良知本质上是直觉的。要去预期那些尚未实现但会实现的东西，良知必然要建立在直觉之上。正是在这个意义上，良知才可以称为非理性。但是就此而言，良知不就类似爱情了吗？爱情跟直觉一样不也是非理性的吗？事实上，爱情是凭直觉产生的，因为它也期待着某种尚未变成现实的东西。但是，爱情期待的东西不是一种道德的必然，而是一种个人的可能性。爱情揭示的是潜藏在被爱的人身上的潜力，他仍然需要将其化作现实。

但是，只关注各种可能性，而不关注现实性，这个特点并非爱情与良知的唯一共同之处。它只是二者必须在直觉层面发生的一个原因。第二个原因将在如下事实中看到，即爱情和良知都跟某种绝对独一无二的事物或者人有关。

良知的使命在于向人揭示必须要做的那一件事。然而，这件事是绝对独一无二的，因为在很大程度上，它是一个具体的人只有在特定情况下必须实现的独特的可能性。重要的是这种**独一无二的**"应然"，是任何普遍律法所无法理解的。任何伊曼努尔·康德"绝对命令"意义上普遍有效的律法无法理解它，但是只有乔治·西美尔①意义上的"个人律法"才能掌握它。而且，最重要的是，它无法用理性的语言来理解，只能靠直觉去把握。

在某种程度上，当良知以直觉的方式揭示出意义的这种具体的、个体的各种可能性的时候，人们不禁会认为良知是以本能的方式发生作用的，因此才把良知本身说成是某种道德本能。然而，一旦我们仔细审视，就会发现，这种道德本能迥异于通常所说的本能，即生物性本能，按照科拉德·罗伦兹②的说法，

---

① 社会学家、哲学家，主要著作有《货币哲学》和《社会学》。——译者注
② 奥地利动物学家，现代行为学创始人，曾获 1973 年度诺贝尔医学奖。——译者注

这种生物性本能是通过"先天释放系统"或者"机制"来发生作用的。这种动物对某些特定的环境标志和信号的反应（按照冯·尤科斯考尔①的说法，就是对标志和信号做出的本能反应），对每个种群来说具有严格的系统性和精确性。这种机制的有效性因此取决于如下事实：它们只为整体意义上的种群发挥作用，让最大多数受益，然而在具体个案中，这些本能机制不仅不起作用，有时甚至会误导某些动物"不明智地"行事。同样的本能反应模式，比如保护和救护大多数蚂蚁的模式，在某种特定的情况下可能意味着某只具体的蚂蚁的毁灭：这种本能的"智慧"要求，做出这种牺牲是为了整个蚂蚁群体的利益。这种生命本能原则上是忽略个体的。

"道德本能"则完全不同。与生命本能形成鲜明对比的是，道德本能的有效性取决于如下事实：它的目标不是任何整体意义上的事物，而是个体对象，某种具体的东西。正如某个动物有时会被这种生命本能误导，所以具有讽刺意味的是人也会因为遵守比如只处理整体性事物的道德理性的教条而误入歧途，而道德本能只会让他发现一个独特处境中的独特要求，即必要性。只有良知能够调整这种"永恒的"、普遍得到认可的道德律以适应涉及具体个人的具体环境。活在良知中从来都意味着活在一个高度个人化的水平上。事实上，良知已经理解了长期以

---

① 德国生物学家。——译者注

来我的个人存在（Sein）的"所在"（Da）。

在目标的独特性方面，爱情跟良知可以相提并论。正如良知追求的目标是每个生活情境中潜藏的独特可能性，爱情同样追求潜伏在被爱的人身上的同样独一无二的潜力。更重要的是，只消爱就能让爱着的人抓住被爱的人的独特性。在这个意义上，爱情具有重要的认知功能，而且显然，当古代希伯来人用同样的词来指称爱的行为和认知行为的时候，说明他们是很赞成这点的。

我们是否同样有理由去比较爱情和良知中做决定和选择的性质？甚至爱情必然跟决定和选择有关吗？显然有关。可以肯定的是，选择伴侣只有在不受冲动左右的时候才是真实的选择。比如，如果只根据一个无意识的印象、一个"无意识的意象"来决定我的选择，这不能说是爱情行为。如果自我受伊德驱使到一个汝（thou）①那里，这同样不能说是爱情行为。在爱中，这个自我不受伊德的驱使，而是自我选择了那个汝。

然而，不仅爱情和道德良知深深地根植于情感和直觉中，根植于精神无意识的非理性的深处，我要说艺术的良知同样如此。因此，伦理学和美学同样在精神无意识中有其基础和根基。事实上，在其创造性工作中，艺术家有赖于源自精神无意识的源泉和资源[1]。良知的非理性直觉跟艺术家的灵感是并驾齐驱

---

① 对对方的称呼。——译者注

的。艺术创作浮现于永远无法充分言明的一个王国的幽深处。我们临床医生反复观察到，对创作过程的过度反思被证明是有害的。强迫性的自我观察可能成为对艺术家创造力的致命障碍。试图在意识层次产生必须在无意识深处生长的东西，试图通过反思来操纵原始的创造过程，注定是要失败的。反思只能发生在后来。

我们知道有一个案例，一位小提琴手总想尽可能有意识地去演奏。从他把小提琴放在肩上，到最细微的技术细节，他都试图在做这些动作的时候有意识地想得清清楚楚，他想在完全充分地自我反思的状态下来表演。这样做最终导致了一场彻底的艺术的崩溃。治疗得从消除这种蛮横的自我反思和自我观察或者用逻各疗法的术语讲叫"过度反思"的倾向开始。治疗得针对我们在存在主义分析疗法中所称的"抑制反思"。应对措施得通过让患者意识到自己的无意识比意识更具音乐性，从而让这位患者恢复对无意识的信任。其实，这种针对患者对无意识信赖的治疗会带来他无意识艺术"创造力"的释放。抑制反思把艺术创造过程从任何不必要的反思所产生的抑制作用中解放了出来。

于是这个问题便凸显出来：心理治疗的目标应该是什么？允许人们相信心理治疗的目的已经不在于不惜一切代价地形成某种意识。要清楚地意识到某种东西不过是心理治疗过程中的过渡阶段。清楚地意识到无意识——包括精神无意识，只是为了让它最终退回到无意识状态。用学院派的术语讲，治疗要完成的任务是把某种无意识的潜能转换成某种有意识的能力、行为，但是，这样做的唯一原因无非是最终把它恢复成一种无意识的**习惯**。归根结底，治疗师的任务就是恢复某种未曾被反思过的存在行为的自发性和天真性。

这似乎意味着艺术创造活动或者任何精神活动，都不过是情感和感觉问题。但是情感和感觉的概念如今已经变得太模糊，重要的是要记住舍勒指出的关于感觉的区别，即仅仅作为某种"情感状态"（Cefühlszu stand），和某种"有主观意愿的感觉"（intentionales Gefühl）的区别，后者指指涉某种主观对象的感觉。其实，这种有主观意向的感觉的根茎完全有可能深植于精神无意识中，但是单纯的情感状态跟精神存在没有多大关系，任何由本能驱使导致的情感状态与精神存在的关系亦然。

说有关感觉的概念模糊绝不意味着感觉本身是模糊的。至少就"主观意向感觉"而言，情况完全相反：感觉可能比理智更敏感。

我们试图探索精神活动的必然是无意识的根源时，遇到的困难可以通过这样一个事实来揭示，尽管这个事实看上去好像微不足道，即人们虽然经常开玩笑和欢笑，但是对开玩笑和欢笑这样的现象仍然没有充分的科学解释。这表明，一种行为完全可以跟对它的反思性理解没有多大关系。

　　总而言之，当精神的自我沉浸到无意识的深处时，那里就会出现诸如良知、爱情和艺术等现象。但是，如果它反其道而行之——就是说，当身心结合的本我闯进意识的领地时，那么我们就得处理神经症或者精神病了，这取决于情况属于心因性还是身因性。

第四章

梦的存在主义分析

从已经讨论过的内容来看，似乎可以顺理成章地说要解释清楚精神无意识将非常困难。但是有一种方法，无意识——包括它的精神方面——可以借助这种方法予以解释，那就是通过解释梦的方法来解释。自从弗洛伊德引进了梦的解析这种经典的方法，我们已经学会了让这种手段为我所用。存在主义的分析同样可以使用，不过我们的目的是不仅要把本能的，还要把精神的现象提升到意识领域，同时也将其提升到责任的领域。毕竟，梦是无意识的真实产物，因此我们可以预期，到时不仅本能无意识的要素会脱颖而出，而且精神无意识的要素也将得到凸显。因此我们会用弗洛伊德探究本能无意识时用的同样的方法，但我们会把这个方法用于不同的目的，即用来揭示精神无意识的秘密。

　　已经证明良知是揭示精神无意识如何运作的恰当范例。在梦的分析的语境中，这个范例同样可以很好地为我们所用。试举一例：

一个女人梦见自己带着脏衣服和一只脏兮兮的猫去洗衣店。她来取衣服的时候，发现那只猫死了。她开始浮想联翩：对于"猫"，她说她最爱猫，但是，她同样爱自己的女儿——她唯一的孩子——她的"最"爱。由此我们可以推断"猫"代表"孩子"。但为什么那只猫是"脏兮兮的"呢？我们从这位患者那里了解到，最近她一直担心有关女儿爱情生活的流言蜚语——她的"脏内衣"也在公开场合被洗涤，于是事情很快就明朗起来。正如她承认的那样，这就是这位患者一直在监视和跟踪女儿的原因。这个梦向这位患者发出警告，即不要用道德"洁净"这种过度的要求来折磨女儿，否则她可能会失去女儿。

我们看不出有任何理由应该放弃这样一个直截了当的解释，不去直面这个梦中自动呈现的任何东西，只为了维护这个先入之见，即它后面肯定隐藏着婴儿期的性内容。精神无意识现象是经验事实，而且，在面对它们时，我们希望接受心理分析的这个伟大优点：客观性。但是这种客观性不仅要求分析对象具有客观性，而且要求分析者具有客观性。正如要求分析对象具有无条件的诚实，同样也要求分析者诚实，面对精神无意识事实不要视而不见。

再来看看另外一个患者的梦。

这位患者报告做了个梦，而且这个梦一直频频反复出现，甚至同一个晚上都会反复出现。他会梦见自己出现在另一个城市，要给某个女士打电话。但是电话上的拨号盘如此巨大——上面有几百个数字——他始终未能成功地打出电话。醒来后，这位患者意识到，他要拨的这个号码不是这位女士的，而是一个唱片公司的号码，他曾在这家公司工作过，在财务方面取得过巨大的成功。其实，这位患者是流行音乐的作曲家。现在，在讨论他的梦时，情况才明确，他在梦见的这个城市从事宗教音乐的创作，其实过得很满意，然而他现在的工作，虽然表面上很成功，却没有让他产生内在的成就感。除了作曲，他没有与这个城市相关的值得珍惜的愉快记忆。具体说，他并不想念那位女士，跟她也没有任何情色关系。另外，他不由自主地宣称，这个巨大的拨号盘代表着自己选择时遇到的麻烦。（为了理解这个梦的象征符号，我们要意识到德语中的单词 wählen，有选择和拨号两个意思。）那么这位患者要选择什么呢？他不是要拨一个号码，而是要选择职业——具体说，要在作为一个流行音乐作曲家得到不错的薪酬而又不甘心地工作，和成为一个宗教音乐创作者之间做出选择。忽然间，这个梦的基本含义豁然明朗。尽管纯属徒劳，这位患者一直都在为再次发生"关联"和"重新关联"而努力挣扎着。现在我们只需要用宗教（religio）来替换关联（reconnexio）即可，两者在拉丁文中的意思是一样的，显然这个梦表达了患者寻找回到自己真正的宗教和艺术职业道路的渴望。

这个梦不像之前提到的那个梦，它并没有对做梦人发出警告，而是表达了一种自责。但是，在这两个案例中，梦都是一种良知的表达——在第二个梦中，不仅表达了道德的良知，还表达了艺术的良知——但两个梦都是精神无意识的表现。在第二个梦中，宗教问题构成了这个梦的潜在内容。接下来，在更为明显的层面上，还会遇到同样的问题：

一个患者梦见父亲递给他些许糖精，但他拒绝了，还骄傲地说，他宁肯喝苦咖啡或者苦茶，也不想尝含有某种糖的替代品的甜味。自由联想原话照录如下："递给——传统；但是我从父亲那里继承的这个传统是我们的宗教。"患者继续联想，说做梦的前天晚上，他读了本杂志上的文章，记录的是一个存在主义哲学家和一个神学家之间的对话。在他看来这个存在主义哲学家的论点似乎很有道理，最重要的是，这个哲学家对从存在主义的角度毫无根据地对宗教的笃信的拒斥给他留下深刻印象，特别是这位哲学家拒绝"逃到信仰和梦想的王国"。然后他惊呼："想要幸福是一种什么动机？我们要的是真相。"所以，在这里，在他清醒的生活中，这位患者也宣称要放弃不真实。当晚，患者听过一个广播布道节目，他觉得那是一种廉价的安慰——还有点"甜腻"。结果他发现在这篇杂志文章的某个地

　　　　　　　　　活出生命的终极意义　▶

方，提出了这个问题："如果丧失了生活的滋味，会怎么样？"考虑到这一点，我们可以很容易理解为什么存在主义意义上的不真实的宗教传统会跟滋味的世界相关联，为什么梦中选择的意象是糖的替代品糖精，而不是真正的甜味剂。当我们得知患者的护身符是个宗教偶像，而且他为了掩饰不必要的审查而把它放在一个小木匣子里，那个小木匣原本是用来盛糖精的，这种象征符号的选择就变得十分清楚了。

在其他表达了精神无意识的梦中，我们遇到了这位患者的个人问题，这些问题不仅跟一般意义上的宗教有关，而且跟具体的宗教机构有关。

一个女人梦见自己走进阿尔瑟教堂。对这个梦，她联想道："在去见我的精神病医生的路上，要经过阿尔瑟教堂。经过它的时候我总是想，我这是在去见上帝的路上——不是直接通过教堂，而是通过精神治疗。可以说，我走向上帝之路要通过这位医生。在从治疗小组回来的路上，我再次经过阿尔瑟教堂，所以去做治疗不过是迂回去趟教堂。"这个梦本身是这样往下做的："那个教堂似乎被遗弃在那里。"那个教堂被遗弃在那里意味着这个患者已经放弃了这个教堂。事实上，她已经背离了教会。这个梦继续进行："这个教堂被彻底炸毁了；屋顶坍塌，只有祭坛完好无损。"患者在那场战争中体验的内心震撼已经从精神上动摇了她，同时又打开了她的眼睛，让她看到生命中宗教的中心位置——那个祭坛。"蓝色的天空穿过这里闪烁着光芒，空气是自由的。"解读：那些内心的震撼已经解放了她看待天国的眼睛。"但是在我的头顶上，残余的屋顶还在那里，横梁有掉落的危险，我对此感到很害怕。"解读：患者害怕向后跌倒，害怕再次葬身瓦砾。"我飞快地跑到露天处，然后有点失望。"解读：患者其实最近已经经历了多次失望，不仅对自己对宗教的肯定失望，同时也对宗教机构表示失望。某些牧师和神学家偶尔给她留下的猥琐和狭隘的印象，伤害了她对自己信仰的宗教的完全肯定。

毫不奇怪，这位患者对制度化的宗教产生了诸多困惑，因为她说过，她有过几次心醉神迷的神秘主义状态的体验。因此探究她宗教问题的这个方面，看看患者的精神无意识的这一面在她梦中的表现到了什么程度将非常有意思：

"我发现自己站在圣·斯蒂芬广场上。"（这是维也纳天主教徒的活动中心。）"我站在圣·斯蒂芬大教堂的正门前，我看到门是关着的。"解读：她没有进入基督教信仰的门径。"教堂里面黑洞洞的，但我知道上帝在那里。"对此，患者自发地联想到赞美诗中的如下引语："其实，你就是一个隐蔽的神灵。"梦继续进行："我正在寻找这个入口。"解读：她正在寻找进入基督教的入口。"差不多中午十二点了。"解读：正是时候。"N.N. 神父在里面布道。"（N.N. 神父对这位患者来说在某种程度上就是基督教的代表。）"透过一扇小窗户，我能看到他的脑袋。"解读：他所代表的事物超越了她所看到的他身上的这个小小部分。"我想进去。"解读：她想转身避开他的外表，转而走向本质。"我跑着穿过那些狭窄的通道。"狭窄（Enge）和焦虑（Angst）之间的联系是众所周知的；这位患者其实是焦虑地、迫不及待地想努力实现自己的目标。"我随身带了个糖果盒，上面刻着几个字：'上帝召唤'。"解读：她被召唤进入宗教生活，这是她迫不及待努力去实现的目标，而且实现这个目标的路径中已经包含了心醉神迷的神秘体验的甜蜜。"我从盒子里取出一颗糖吃了，尽管我知道那会让我生病。"患者多次陈说她刻意让自己置身于呕吐的危险中，这也是她的神秘主义状态的一种潜在后果，即这个危险可能会让她"生病"。"我害怕有人会看见糖果盒上的铭文，我感到很羞愧，开始擦除铭文。"患者知道自己的"案例"会被公开发表，所以千方百计试图阻挠发表。

至此我们需要面对一个说来非常重要的事实，即人们有时会对自己的宗教信仰感到很羞耻，并试图掩饰。在把这种羞耻跟神经症的抑制混为一谈的时候，人们经常犯这样的错误。然而，羞耻是一种极其自然的态度。从舍勒开始进行这方面的研究以来，我们就知道，羞耻心在爱情中具有一种非常独特的保护功能。它的任务就是阻止某种东西成为单纯的对象——某种旁观者的对象。所以我们可以说爱情是因不被观察而发生的。

爱情总是躲避公开化，因为人们害怕公开会玷污自己觉得神圣的东西。更具体地说，这种亵渎也可能由于失去了把自己奉献给或者爱另外那个人的直接性而发生。但是，这种直接性不仅会因为变成他人的对象而遭到威胁，而且会因为变成一个人自我观察的对象而受到威胁。在这两种情况下，爱情的这种直接和原始的本真性都有可能消失；它的存在性倾向于弱化成单纯的事实性。存在变成可被观察的事物，要么被自身观察，要么被他人观察。爱则处于"去—自我—化"（de-self-ified）和"本我化"（id-ified）的危险之境。

现在，类似的情况可能会发生在宗教信仰上。私密性是爱情最典型的特征，堪比在宗教中的程度。宗教信仰在两种意义上是私密的：首先，它是最内在意义上的隐私；其次，像爱情一样，它是受羞耻心保护的。真正的宗教信仰，为了自身的真实性，往往隐藏在公众之后。这就是为什么有宗教信仰的患者常常不想把自己私密的体验交给那些可能缺乏理解因而会错会这些体验的人之手。这类患者可能害怕精神病医生会试图"揭开"他们宗教信仰的"面具"，认为这种宗教信仰"不过是"无意识心理动力、冲突或者情结的呈现。有时他们可能只是害怕自己的宗教信仰会被解释成某种非个人化的东西——在无意识的"原型"或者"集体无意识"意义上的非个人化的东西。

人们可以理解为什么患者会避而不想看到某一天自己作为

活出生命的终极意义 ▶

一个"案例"被公开，自己的宗教感情因而被沦为某种纯粹的、超然的科学研究对象。当然，患者不仅不情愿成为公开出版物中的"案例"，而且不愿意被"展示"在公众面前——比如成为给医科学生讲解心理分析治疗时临床演示的内容。在这样的课堂上，我们可以一次又一次地看到那些准备好谈论自己最私密甚至变态的性生活的患者，同样是这群人却开始转而在探讨他们私密的宗教生活时表现出明显的克制。

例如，在这样的一个演示中，一个患者碰巧被问到自己能不能复述一个梦境，她就想出如下这个梦："我在一大群人中，好像是个集市。每个人都朝同一个方向移动，我自己却试图朝相反的方向移动。"解读：在"集市"即这个世界中，一大群人全都是相似的。但是，这个患者却与他们背道而驰。"在某种程度上，我知道我想要去的方向，因为从天空反射出一道光，我要向着这道光而去。这道光变得越来越亮，最后压缩成一个形象。"解读：最初，患者只是大概知道这个方向，现在她对这个方向更清楚了。然后，我们问那个形象是什么样子。但是，对这个问题，患者变得尴尬起来。犹豫良久后，她带着哀求的表情问："我必须得说那个东西吗？"在做了大量的说服工作后，她才吐露了秘密，喃喃道："这个形象是基督。"在梦中，她的良知要求她追随基督。

这个梦中几乎没有什么宗教问题，因为对这位患者来说，她毫无疑问必须走宗教之路。相比之下，以前报告的那些梦，却显示出非常清楚的宗教问题，无论显性的还是隐性的，这种显或隐取决于宗教信仰对患者来说是有意识的还是被自己压抑到无意识中的。如果我们意识到私密性是真正的宗教信仰固有的，发生压抑宗教信仰的情况便已经不足为怪。偶尔发现人们做的梦中有明显宗教主题的内容，而做梦者明显是不信教的，这也不必惊讶，因为我们已经看到不仅有被压抑和无意识的力比多，而且也有被压抑和无意识的宗教感。

我的一个患者有次脱口而出说："我怎么会为不管什么样的宗教信念感到羞耻呢，因为在我看来宗教似乎既烦人又荒谬？嗯，我本人很清楚为什么我对自己的宗教渴望会感到如此羞愧：过去 27 年以来，贯穿我接受的所有这些心理治疗的是我的医生们多少有些不言而喻的信念：这些渴望不过是不切实际、毫无根据的猜想。正如他们所说，只有具体可触的东西才是真实的，其他都是毫无意义的胡说，都是因为创伤或者通过躲到疾病中来逃避生活的愿望造成的。所以每当我表达自己对上帝的渴望时，我几乎都担心他们会拿来给疯子用的约束衣。直到现在，每种心理治疗都没有抓住这个关键。"

我的一个患者想要搞清楚为什么她会如此厌恶基督教。她从童年以来就不曾实践过自己的宗教信仰。在一次逻各疗法和暗示法有意结合的治疗中，我给了她这句催眠后的暗示："今天晚上我将接到来自梦的答案。"第二天她报告了这个梦境：

"我在那个度过童年的小镇上，等着去维也纳的火车。"这位患者开始总结自己从过去到现在的道路。"X 医生住在那里，我要去拜访他。"X 医生是著名的心理治疗师，是患者家人的一个好朋友。因此这个梦暗示需要进行心理治疗。"我不知道 X 医生家的地址。我问一个女人，她说，'在那座教堂附近。'"这个患者知道自己在心理治疗中的康复只能通过宗教来完成。"我在梦中一直想，最终我会再次找到那座教堂。"所以她是个很乐观的人。毋庸置疑，"教堂"在这里不仅仅意味着那座建筑。因此这个梦暗示了她的希望和信念，她定会找到回归宗教的道路。"但是一切已然跟过去不同了。"对一个经历了地狱般的生活和怀疑的成年人来说，找到这条回归之路，谈何容易？"我不知道应该选择走哪条街。"她应该选择哪条道路回归宗教？"我已经走了很长时间。我疑虑重重。"在梦中，这种怀疑意指找到 X 医生的路径，但实际上，这是对上帝的怀疑。"一个小女孩站在我面前，给我提供了相关的信息。"患者不由自主看到的这个女孩代表着童年时代的她。所以我就问她是否知道《圣经》里的一句话："你必须重新变得像孩子那样。"患者告诉我这句话一直深深地刻印在她的心中。在这个梦中，女孩向她提供了什么信息呢？"在那座教堂附近；但是你走错路了——你得往回走。"所以患者觉得她必须回归到孩子般的单纯质朴上去，因为这是他们的信念特征。"我很渴。"患者由此联想到赞美诗里的一句话:"如同雄鹿气喘吁吁地追逐那些小溪,我的灵魂也追逐你……"梦境继续:"那个小孩从一眼泉里取来清澈的水,事实上我现在正要往回走。"回归的路意味着心理治疗——更具体点说,就是存在主义分析。"我忽然看到好多杨树横躺在街上。"这些倒在地上的杨树意指治疗期间曾经出现的各种困难和故态复萌。"但是接着道路又变得清楚了,不远处就是那座教堂——一座奇迹般的大教堂,呈奶白色,像在卡昂①的那座教堂。"她自己试图解释这个梦时,终于明白过来,几年前开车去法国的途中,她曾渴望看到那座教堂,因为她从图片中看到过那座教堂,而且非常喜欢。但是他们一行人到达卡昂后,天已经很黑,而且雾气弥漫,她其实没有看到那座教堂。我们感觉有理由把这个她曾经渴望看到却没有看到的教堂变换成梦中这座壮丽的教堂的过程解释成在整个治疗过程中发生的患者心中上帝观念改变的象征——也就是说,从死神到天启的转变。

---

① 法国北部城市,临奥恩河,靠近英吉利海峡。——译者注

第五章

良知的超越性

从前一章对梦所做的存在主义分析中，可以看出被压抑的无意识的宗教信仰这一心理事实变得显而易见。存在主义分析的实证结果与其本体论的预期差不多。事实上，如果对良知做更进一步的存在主义分析，人们将迎来一个非常重要的发现，完全可以将其描述为良知的超越性。为了说明这个发现，我们不妨从下列假设开始：

所有的自由都有一个"从何而来"和一个"针对什么而去"的问题。人的自由"从何而来"与他所受的驱动有关，"针对什么"与他要负责任，要有良知有关。人类境况的这两个事实，被玛利亚·冯·埃布纳－埃申巴赫①一句简单的告诫描述得非常到位："做你自己意志的主人，做你良知的仆人。"我们从这句话开始，从这一道德命令出发，来开始阐明所谓良知的超越性。

———————

① 1830—1916，奥地利女作家。作品多为反映社会问题，描写下层人民的生活。

"做你自己意志的主人……"没错，就我作为人类并且对自己的人性已经有充分意识而言——那就是说，就我用责任这个术语来解释人性而言，我已经是我自己意志的主人了。但是如果我也要做我"良知的仆人"，那么我可能会问，这个良知是否不见得非要是我自己以外的什么东西；难道它不能是比单纯感觉到它的"声音"的人更高级的东西？换言之，除非我把良知理解成一种超越人的现象，否则我就不可能是我的良知的仆人。所以我不能简单地凭良知的心理事实去看待良知，而必须以其超越性本质来理解它。只有当跟我的良知的对话是真正的对话而不仅仅是独白时，我才可能是我的良知的仆人。但是，只有当我的良知超越了我自己，当它是某种东西的媒介而不是我自己的时候才可能如此。

　　因此，"良知的声音"这个说法虽然在很多语言中都很常见，但它好像建立在一个错误的基础上。如果良知"有"声音，它不可能"是"声音本身，而是超越的声音。那么人类将不仅会无意中听到这个声音，而且它还会是从人类那里生发出的。但是只有良知的超越性才有可能更深入地理解人，或者，更具体地说，理解他作为一个人的存在。从这个角度来看，"个人"这个关键的词，增添了新的含义，因为现在可能有人会说，在整个这个人的良知中，"扎扎实实地贯穿着"一个超人类的代理人——就其字面意思而言。我们的任务不是回答什么是"代理人"的问题，因为我们对良知的起源的关注是人类学意义上的，而不是神学意义上的。尽管如此，我们可能有理由声称这种超人类的代理人必然是个人性质的。然而，更准确地说，我们必须得提出超越个人的代理人的问题，其中，人类个人不过是"幻象"。

所以良知不仅是心理领域内的一个事实，同时也是与超越有关的所指对象。只有指向超越，只有作为某种超越的现象，它才能真正被理解。它就像人的肚脐，如果将它看成一个孤立的现象就会显得毫无意义。肚脐只能放在出生前的历史背景中才可以得到理解，因为它的指向超越了个体，指向在母亲身体中的起源。理解良知同样如此。只有把它作为一个指向自身超越的起源的现象才可得到充分的理解。只要我们把人看作一种不考虑其起源背景的孤立的存在，我们的认知能力对人的某些东西就必定难以理解；支持人的本体发生论的观点同样适用于本体论。我们无法从本体论的角度理解良知这种人类现象，除非我们回到它的超验起源。只有在超人类的维度背景中，良知才可能得到充分的理解。要解释人的存在是自由的，只要考虑到人的现实存在性就可以了，但是为了解释人的存在是要承担责任的，就必须把良知的这种超越性考虑进去。

所以我们拿来作为精神无意识的范例的良知，在向我们揭示精神无意识的必不可少的超越性方面被认为具有非常重要的作用。良知作为心理事实不过是一种超验现象的内在方面；它只是深入心理内在的整个这种现象的部分片段。

如果良知是超越的声音，那么它本身就是超验的。据此看来，一个不信教的人是辨识不出这种超越性的。不用说，一个不信教的人也"有"良知，他也是负责任的；他只是不会更进一步询问——既不询问他对什么负责，也不询问他的良知从何处生发。但是对信教的人来说，这不是他变得傲慢的理由。想想《圣经》中塞缪尔[①]的故事：塞缪尔还是个男孩的时候，曾经跟一个叫以利[②]的大祭司在大庙里度过一个晚上。后来有个声音在叫他的名字，他被唤醒。他起来问以利想要干什么，但是这位大祭司并没有说，告诉他接着睡。同样的事情又发生了一次。第三次发生的时候，大祭司才告诉他，如果下次再听到有人叫他的名字，他应该站起来说："说吧，主啊，因为你的仆人听到了。"

如果塞缪尔都没有意识到这种对他的召唤来自超越，那么对一个普通人来说，要辨别他通过良知感觉到的这种声音的超越性特征，将是多么困难。如果他认为这种声音不过是根植于自己内心的东西，我们为什么要感到惊讶呢？

因此可以证明不信教的人只会在心理事实内理解良知。他

---

① 又译作撒母耳，《圣经》中的人物，希伯来领袖和先知。——译者注
② 《圣经》中的人物，见《圣经·撒母耳记》。——译者注

就此打住——过早地打住——把良知视为一个单纯的内在事实，因为他认为良知是他要"对什么"所负的最终的责任。然而良知不是"对什么"所负的最终的责任，而是最接近最终的责任。在寻找人生终极意义的道路上，在某种程度上，不信教的人还没有到达最高峰，而宁肯在接近最高峰时停下来。（当然，这是信教的人看待不信教的人的方式。）不信教的人没有走得更远的原因是什么呢？因为他不想失去"脚下坚实的土地"。真正的最高峰是被阻挡在他的视野之外的；它隐藏在云雾中，他不会冒险迈入，踏进这种不确定中。只有信教的人才会冒险而入。

一个人越是笃信宗教，他越会尊重自己的同胞不想走得更远的决定。毕竟，正是宗教人士应该尊重这种选择的自由，因为他相信人是生而自由的。这种自由包括说"不"的可能性，比如坚定地拒绝接受任何宗教世界观（Weltanschauung）。说实话，在那些坚持无神论和不可知论世界观的人中，有些人愿意接受超越的概念，但又觉得没有必要提及"上帝"。然而有些人又认为看不出有任何理由不用年代古老的"上帝"这个词来表示超越。

良知不仅意味着超越，同时也源于超越。这一事实说明它具有不可还原性。因此，如果我们提出良知起源的问题，就不会有心理学意义上的答案，只能有本体论上的回答。任何单纯的本体还原的尝试，任何把良知还原到心理动力学的尝试，最后都证明是徒劳的。19 世纪作家黑贝尔[①] 在 1857 年 5 月 13 日写给乌赫特里茨的一封信中清楚地说明了这点："良知与唯物主义可能提出的任何价值观形成鲜明对比。如果一个人试图将良知归结为性冲动或者繁衍本能——某种如果还没有发生，迟早肯定会发生的事——那么，良知将既无法解释清楚也不会被消除。"黑贝尔在这里预言的事情现在已经发生了。事实上，精神分析学试图用心理动力学术语来解释良知，将其简化归结为超我，并从投射于内心的父亲的形象中推断出这个超我。

然而，正如自身不能等同于自我[②]，同样，良知也不能等同于超我。相反，我们必须承认这两种现象的不可还原性：自身的存在性和良知的超越性。至于第一种现象，人的责任感永远无法追溯到他这样做是因为被动驱使——自身永远无法追溯到任何冲动或者本能上去。自身具有抑制和升华各种冲动以及本能的功能，但它本身永远无法从冲动和本能中衍生出来。即使本能能量被用于压抑和升华，将这种能量转化为运动这种现象本身也无法单纯用本能能量来解释。有人曾见过一条河自建发电厂的吗？那是人为了利用水的能量才拦河筑坝的。

正如欲望冲动和本能不能抑制它们自己，自身也不能只对

---

① 　1813—1863，德国剧作家，主要作品有《玛丽亚·玛格达莱纳》《尼伯龙根三部曲》。——译者注

② 　这里原文用了 self 和 ego 来表示，两者都有自我的意思，在本文中只能用自身与自我来区别。——译者注

自己负责。自身不可能成为自己的立法者。它永远不能发出任何自主的"绝对命令",因为绝对命令只能在超越中获得其可信的明证。它的绝对性随着它的超越性而起伏不定。诚然,人要对自己负责,但归根结底,人在自己面前是不负责任的。不仅人的自由,而且人的责任感都需要一个意向性所指对象。正如如果没有一个"针对什么"的所指,自由就没有多大意义或者事实上完全没有意义,同样,如果没有"针对什么"的所指,责任感也是不完整的。

歌德曾说过:"Alles Wollen ist ja nur ein Wollen,weil wir eben sollten。"意即:"无论何时,只要人们愿意,这种意志行为总是以掌握他应该做什么为前提的。""应该"在本体论上先于意志。正如我只有先被问到时才可以回答,正如每个回答都要求有个"针对什么",这样一个"针对什么"必须先于回答本身,所以所有责任的"针对什么"必须先于责任本身。

我觉得我应该做的,或者应该成为的,如果它只是我的一个构想而不是发现,那么它就永远不会有实际意义。让·保罗·萨特相信,人类可以通过创造自己的标准来选择和设计自己。然而将这种创造能力归于自身似乎仍然局限在旧的理想主义传统中。难道这还不足以与骗子的伎俩相提并论吗?该骗子声称把一根绳子抛向空中,抛向虚空,又声称一个男孩将会顺着绳子爬上去。当萨特试图让我们相信人类"投射"自己——

将自己向前向上投掷——进入虚无时，他的说法与骗子没什么不同。

可以说精神分析的超我理论最后要归结到这个论点上来：自我通过超我的独立努力将自身从本我的泥淖中拔擢出来。但是超我并不是唯一被视为（向内投射的）父亲的形象；上帝概念也被解释为（向外投射的）父亲的形象。现在，出于启发的目的，让我们把精神分析的观点放在神学观点的背景中进行比照。其结果就是哥白尼式的转变。因为神学中的上帝不是父亲的形象，而父亲却是上帝的形象。在这种观点中，父亲不是神性的典范，相反，上帝是父权的典范。在传记和生物学意义上，父亲是第一位的；然而，在神学意义上，上帝是第一位的。在心理学意义上，儿童与父亲的关系优于人与上帝的关系。然而，在神学意义上，我的生父，从这个意义上说，我的创造者，只是一个超级生父和宇宙创造者的首席代表。

许多精神分析学家仅仅从升华的角度来解释一切宗教，从而将所有宗教经验，无论是有意识的、无意识的还是压抑的，都简化为婴儿期的性欲。对此，人们可能会说：一旦我们能够证明人的内心有一个被压抑的天使，就没有人能够让我们相信人是一种获得升华的动物。

第六章

无意识的宗教感

检视前五章以及之前使用存在主义分析获得的结论，我们可以看出这种分方法经历了三个主要发展阶段：

出发点是基本的现象学事实：人是有意识的，也是有责任的；最终达到两者的综合——也就是说，一个人的责任意识。[1]

第二个发展阶段是存在主义分析冒险进入无意识的精神领域。在 1926 年，逻各疗法——我们的存在主义分析方法的临床应用——将心理治疗的范围扩大到*心理*之外，超出了心理学维度，把纯精神维度或者*逻各斯*都包括进来。在第二个阶段，随着除了本能无意识，人们还发现了精神无意识，无意识的逻各斯被揭示出来。生存的重大选择就是在这些无意识的精神深处做出的。于是，由此得出，人的责任感延伸到一个无意识领域；因而，除了有意识的责任，必然还有无意识的责任感。

随着精神无意识的发现，存在主义分析避开了精神分析所陷入的所谓本我识别 ① 这种无意识的风险。使用精神无意识的概念，存在主义分析的逻各疗法同样也避免了其有关人的理论中的任何片面的唯理智论和理性主义。逻各斯要比逻辑更深刻。因此，人类不再被认为是一个完全理性的存在，这一事实已被逻各疗法所认可，而不会沦为另一个极端的牺牲品，即像精神分析那样过度崇拜非理性和本能。

现在，在其发展的第三个阶段，存在主义分析已经揭示了——在精神无意识的内部——无意识的宗教感。这种通过我们的现象学分析揭示出来的无意识的宗教感，被认为跟人内在固有的超越性有着潜在的关联。如果你愿意，你可以根据内在自我和超越的你之间的关系来设想这种关系。无论你如何想系统地阐述它，我们都要面对我喜欢称谓的"超越的无意识"，它是精神无意识的构成部分。这个概念意味着，人与超越之间始终存在意向关系，即使只是在无意识层面。如果有人把这种无意识关系的意向所指称为"上帝"，那么会很容易把它说成是"无意识的上帝"。然而，这绝不意味着上帝对他自己是无意识的，而是说上帝对人可能是无意识的，人与上帝的关系可能是无意识的。

《赞美诗》中提到"隐蔽的上帝"，希腊文化为"未知的上

---

① 原文为 id-ifying，这里作者特意把 id 单独区别出来，以强调这种区别是本我 id 发出的。——译者注

帝"奉献了一座祭坛。同样，我们的一个无意识上帝的概念指的是人与自身被隐藏的上帝之间的隐蔽关系。

"无意识的上帝"这个说法可能存在三种误解。首先，它可能被误解为泛神论。这将是一个彻头彻尾的误解，因为它假设无意识本身是神圣的。它只与神性有关。人与上帝存在某种无意识的关系绝不意味着上帝"在我们内部"，"居于"我们的无意识中——所有这一切不过是神学半瓶水的想法。

对无意识的上帝这个概念的另一个潜在误解是将其理解为神秘学①意义上的东西。有关上帝的"无意识知识"的悖论将会被错误地解释为意指无意识是无所不知的，甚至所知能力比有意识的自身都要好。不仅无意识不是神圣的，而且，它不具备任何神圣的属性，因此也缺乏神圣的全知性。正如第一种误解必然被拒斥为半吊子神学，第二种误解则相当于速成的形而上学。

没有一种知识能够自我认识、自我判断，却不用自我超越。同样，任何一门科学如果不超越自己的本体论领域并接受本体论的审视，就无法衡量自己的成果并实现其意义。这就是迫使我们超越严格的科学界限，以便看到我们的现象学（从这个意义上说是经验主义）研究的结果如何与本体论预期相匹配的原

---

① occultism，指对撒旦学、星占学、神灵学、占卜学、炼丹术和巫术等的信仰研究。——译者注

因。这使得在我们的脚下保持经验和临床数据的坚实基础变得更加重要，以免我们陷入所谓的神学半瓶水和速成形而上学之中。我们的任务是从简单的经验事实开始，并按照传统的精神病学方法对其进行评估。例如，在我们对梦的分析中，引用自由联想的经典方法。平心而论，在这样做的同时，我们也对现象学的"事实"表示了应有的敬意。这些事实也是"真实的"，并且它们的真实程度如此之高，乃至不允许做任何进一步的分析还原。想想那些明显具有宗教色彩的梦，被认为显然是不信教的病人所做的梦。这样的梦最令人震惊的是其中经历的某种心醉神迷的幸福体验，这是患者在清醒状态下不可能体验到的。我们根本不可能坚持认为，在这样的体验背后必然有一种性的意味，除非我们选择通过把万千现象削足适履——更不用说削足适趾①——的先入为主的解释模式来冒犯我们理智的诚实。

现在来说第三个也是最重要的潜在误解：不仅无意识不是神圣的，也不是无所不知的，而且最重要的是，人与上帝的无意识关系是深刻的个人关系，这一点无论如何强调都不为过。"无意识的上帝"绝不能被误认为是活跃于人类中的一种非个人的力量。这种误解是荣格犯下的最大错误，荣格成为它的牺牲品。荣格在无意识中发现了明显的宗教元素，这应该算他的一

---

① 这里原文分别为 pressing phenomena into the Procrustean bed 和 the Procrustean couch，勉译为如此。普罗克汝斯特之床，指强求一致、强迫就范。——译者注

件功劳。然而他把人的这种无意识的宗教感放错了地方，未能将无意识的上帝定位在个人和存在区域。相反，他将其分配到冲动和本能的区域，在那里无意识的宗教感不再是一个选择和决定的问题。根据荣格的说法，我内心的某些东西是宗教性的，但并不意味着我自己是信教的；我内心的某些东西驱使我走向上帝，但这不意味着是我做出这个选择并要承担这份责任。

对荣格来说，无意识的宗教感与属于集体无意识的宗教原型息息相关。在他看来，无意识的宗教感与个人决定几乎没有任何关系，但却变成了一种本质上非个人的、集体的、典型（又称原型）的发生在人身上的过程。然而，我们认为，宗教感最不可能从集体无意识中显现出来，这完全是因为宗教涉及人类做出的最私人的决定，即使只是在一个无意识的层面上。但是不存在这样的可能：把这样的决定留给某些仅仅在我身上发生的过程。

对荣格和荣格学派的人来说，无意识的宗教感一直或多或少带有本能色彩。班齐格在1947年发表在《心理学杂志》上的一篇论文中甚至直言不讳地宣称："我们完全可以像谈论性冲动和攻击性冲动那样谈论**宗教冲动**。"然而那会是一种什么样的宗教呢？我受到冲动驱向这种宗教，就像我受到冲动驱向性？至于我自己，我不会在乎由于自己的某种"宗教冲动"而产生的宗教感。真正的宗教感不具有冲动性，而具有决断性特征。事实上，宗教感和它的决断性是一致的——而与其冲动性是相害的。总之，宗教感要么是存在主义的，要么根本就什么都不是。

但是，对荣格来说——在这方面他跟弗洛伊德并没有真正的区别——无意识，包括它的宗教方面，是决定这个人的某种东西。相反，我们主张，宗教的无意识，或者说精神的无意识，是一种决定性的无意识存在，而不是由无意识驱使的存在。在我们看来，精神无意识，更重要的是，它的宗教方面——也就是说，我们称之为超验无意识的——是一种存在的媒介，而不是一种本能要素。因此，它属于精神存在，而不是心物兼备的事实存在。然而，当荣格提出原型应该被理解为"心理的结构属性或状态特征，在某种程度上与大脑有关"[2]时，他完全忽略了这一点。因此，宗教感完全成为人类存在的肉体和精神状态的问题——而它实际上是建立在这些状态之上的精神人的问题。

正如荣格所看到的，宗教原型是集体无意识的非个人形式，可以作为或多或少预先形成的心理事实被挖掘出来，因此与心物兼备的事实有关。在这个领域，它们作为自发的力量发挥作用——从独立于个人决定的意义上而言，它们是自发的。然而，我们的观点却是，无意识的宗教感源于独立个人的私密中心，而不是人类共享的一堆非个人的意象群。

如果我们尊重无意识宗教感的精神和存在特征——而不是

将其分配到心理事实领域，那么也就不能将其视为与生俱来的东西。由于它与生物意义上的遗传无关，因此也不能被遗传。这并不是要否定，所有的宗教感都是在某些预先确定的发展道路和模式中进行的。然而，这些模式并不是天生的遗传下来的原型，而是被倾注了个人宗教感的特定文化模式。这些模式不是以生物的方式传递的，而是通过特定文化固有的传统符号世界传承下来的。这个象征符号的世界不是跟我们一起与生俱来的，而是我们生于其中。

因此存在各种宗教形式，它们在等着被人类以存在主义的方式吸收同化，也就是说成为自己的组成部分。但是服务于这一目的的不是任何原型，而是我们的神父们的祈祷词 [3]，我们的教堂和犹太教堂的各种仪式 [4]，我们的启示录小册子以及圣徒和圣贤们树立的榜样。文化为人类提供了足够多的传统模式，使其充满鲜活的宗教；没有人非要发明上帝不可。另外，也没有人以先天原型的形式将其随身携带。

因此基本的宗教感不能简单地等同于原始或古老的宗教信仰，但是这点一次又一次证实：已经沦为压抑牺牲品的基本宗教感，以天真或者孩子气的信仰的方式浮到了表面。但是不应期望其他任何事情发生，因为这种宗教感必然与童年时代积累的经验材料有关。事实上，每当一次存在主义分析把这些材料挖掘并从压抑中解救出来，我们就会看到一种其实充满孩子气的信仰，我们是在最真实、最美好的意义上使用孩子气这个词。无论这种信仰多么天真和幼稚，它都绝不是原始的，也不是荣格原型意义上古老的。如果一个人想进行公正的分析，他面对的将不会一种伪古代神话的种种要素，而会面对的将是刻在一个人来自童年记忆的宗教经验。

存在主义分析甚至走得更远，已经超越了弗洛伊德的宗教观。我们不再需要思索"一个幻象的未来"，但我们的思想确实围绕着某种现实显而易见的永恒性——围绕着人类内在固有的宗教感已经揭示出的永恒的现实。这是严格意义上的现象学经验主义的现实。可以肯定的是，它也是一种可以继续保持的，或者再次变成无意识的，或者遭到压抑的现实。然而，正是在这种情况下，逻各疗法的任务是提醒患者想起他的无意识宗教感——也就是说让宗教感再次进入他的有意识的思维。毕竟，存在主义分析的逻各疗法的使命就是追踪神经症的存在模式，找到它的终极基础。有时可以看到神经症存在的基础在于某种缺陷，即一个人与超越的关系遭到了压抑。但是尽管隐藏在"超验的无意识"中，压抑的超验仍然会显现出来，并以一种"内心的不安"的方式令其显而易见。我在《医生与灵魂》一书中描述了一个案例，在这个案例中，这种焦躁不安的状态导致一种"身心疾病"或者说真正的灵肉型心脏疾病。所以，对无意识来说，总体上正确的说法尤其适用于无意识的宗教感：

压抑结束于神经症。

这一断言有临床证据。以一名严重的强迫性神经症患者为例，数十年来，该患者一直无法接受各种心理分析师的长期治疗，症状图谱上占主导地位的是强迫性恐惧，即害怕自己所做的一切都可能导致他已故的母亲或者姐姐遭到永恒的诅咒。因此患者不愿接受政府职位，因为他必须参加就职宣誓，而在将来的某个时候，他可能会以哪怕微不足道的方式违背誓言。这样他的母亲和姐姐将惨遭厄运。这位患者同样也逃避婚姻，仅仅因为他在婚礼上得说"我愿意"，如果他以某种方式违背了自己的结婚誓言，那也可能导致他死去的母亲和姐姐遭到诅咒。他没有买过收音机，只是因为要买收音机的那一刻他脑子里会闪过一个痴迷的念头：如果他不立即掌握某个技术细节，他的母亲和姐姐将不得不在地狱里面对可怕的命运。

面对患者描述中如此丰富的或多或少与宗教相关的内容，我们询问他对宗教的态度。令我们惊讶的是，他认为自己是个成熟的"自由思想家"，更具体地说，他宣称自己是海克尔的追随者（海克尔是世纪之交广为人知的具有生物学倾向的唯物主义的普及者）。他明显自豪地讲述到自己通过私下学习对现代物理的理解已经有多么深入。例如，他完全掌握了电子理论。问及是否了解宗教信仰的问题，他确实承认知道祈祷书，但那不过"就像罪犯也懂得法典"，他的意思是他了解但并不在乎。对自己是否并不信教的问题，他回答说："谁会那样说他自己呢？没错，我在理智上是不信教的，但在感情上可能仍然相信。理智上，我只相信自然法则，不相信任何诸如会奖惩的上帝之类的东西。"瞧，不久前说出这些话的同样的一个人，在报告他的性无能时说，"那一刻我被上帝会报复我这个强迫性的念头搞得不知所措"。

弗洛伊德在《一个幻觉的未来》中说："宗教是人类普遍的强迫性神经症，就像孩子的强迫症一样，它源于恋母情结，源于跟父亲的关系。"鉴于上述概括的病例史，我们很想推翻弗洛伊德的说法，并想大胆地宣告，强迫性神经症很可能是由病态的宗教信仰引起的疾病。事实上，临床证据表明，人类宗教意识的减弱导致其宗教观念的扭曲。或者用一种不那么临床的方式来说，一旦我们心中的天使遭到压抑，他就会变成一个恶魔。甚至在社会文化层面上也有类似的现象，因为我们一次又一次地观察到并见证了被压抑的宗教是如何蜕变成为迷信的。在我们这个世纪，被神化的理性和自大的技术就属于压抑性体系，宗教情感被它们牺牲了。这一事实在很大程度上解释了人类目前所处的状况，用弗洛伊德的话说，这种状况确实类似某种"人类普遍的强迫性神经症"。这是人类目前的主要状况？是的——只有一个例外：宗教。

然而，特别提到技术时，人们会想起歌德的一句格言："拥有艺术和科学的人也拥有宗教。"但在今天，我们非常清楚，如果人类只拥有科学，而没有别的东西，那么人类最终会走向何方：很快，人类所拥有的科学中唯一剩下的东西就是原子弹了。

不过，我们还是远离人性问题，回到个人的强迫性神经症上来。在结束本章之际，我们可以大胆地说，上帝确实是一个"喜欢复仇的上帝"，因为在某些情况下，神经症的存在似乎是人类与超越的不健全关系所付出的代价。

第七章

心理治疗与神学

我们很可能会问，目前为止提出的所有问题对精神病学领域的研究和实践可能有什么影响。毕竟，医学界对神学问题不感兴趣。讨论到这些问题时，医生必然会无条件地容忍。尤其是，一个自己信仰宗教的医生可以不必承担这一义务。他只会对患者宗教感的自动爆发感兴趣，他将有足够的耐心等待这种自发性进展的发生。这对他来说应该并不困难，因为作为一个信教的人，他确信即便在一个显然不信教的人心中也肯定有潜在的宗教感。毕竟，这样的信教的精神病医生不仅相信上帝，而且相信病人的潜意识信仰。换言之，他相信自己的上帝就是患者的"无意识的上帝"。同时，他相信这个无意识的上帝只是一个尚未意识到病人的上帝。

　　我们说过，宗教只有在它存在的地方才是真实的，在这种地方，人们不是以某种方式被驱使去信仰宗教，而是通过自由选择自发地信仰宗教。现在我们已经看到，宗教感的存在性必须与它的自发性相匹配。真正的宗教感必须适时地、自然而然地展开。任何人都不能被迫这样做。因此我们可以说，为了体现真正的宗教感，人不能被本能所驱使，也不能被精神病学家推动。

正如弗洛伊德教导我们的那样，无意识的内容变得有意识是一个过程，只有当这个过程自动发生时才具有治疗效果。受到压抑内容的充分活跃基于其自动的爆发，我认为类似的情况同样适用于被压抑的宗教感。在这方面，按照预先制定的计划施加任何压力都会弄巧成拙；在这种情况下，刻意会阻碍效果的产生。这是一个连神职人员都清楚的事实。即使是神职人员也会坚持认为真正的宗教信仰完全是自发的；精神病医生更应该如此。例如，我清楚地记得，一位牧师描述如何被召唤到他知道并不信教的临终病人床前的情景。这个人只是觉得有必要在死前说出自己的想法，为此选择了这位牧师。这位牧师告诉我，他没有为病人举行最后的仪式，原因很简单，病人没有主动提出这样的要求。牧师对个人自发性的坚持如此看重！

但是我们的精神病医生是否应该比牧师们更具牧师精神呢？我们是否应该至少像这位牧师那样尊重我们患者的自由决定，特别是在宗教事务上？

但是心理治疗师们甚至一次又一次地试图走得比牧师还远。

这纯属傲慢自大。精神病医生的职责与神职人员的使命无法分得截然清晰。正如不信教的精神病医生应该允许信教的病人有自己的信仰一样，同样，信教的精神病医生也必须让牧师保留自己的祭司职责。

在其他地方，我们已经表明，强迫症患者的特点是深受一种浮士德式意志的左右，认为一切都必须是百分百，他们的认知和决策行为要达到绝对的确定性。可以说，他们坚持不放弃这个恶毒的承诺：你将像上帝一样，知道何为善、何为恶。对那些试图篡夺神职人员职责的心理治疗师，我们可以说他们希望自己像牧师一样，展示善与恶——希望自己不是像上帝，而是像牧师那样，并不知道，但是却会展示什么是善、什么是恶。

我们经常说，逻各疗法并不是想要取代心理疗法，而是要补充它。同样，我们经常指出，我们所谓的医疗机构绝对不能取代牧师的机构。然而，这并不排斥精神病医生在必要时接管牧师职能的可能性。以下这个例子可以说明这种情况是如何实现的：

一个老妇人来到我们部门的心理治疗门诊，咨询她严重的抑郁症。自从最近独生女儿自杀以来，她已经没有家人了。她解不开这个心结。看出她的哀伤表明她还算不上病态，而是正常反应后，于是精神病医生谨慎地问她对宗教有何感觉。患者说她信仰宗教，于是医生就问她为什么没有寻求牧师的帮助。

她回答说，已经找过自己的牧师了，但他甚至拿不出几分钟的时间陪她。好在这位精神病医生本人就是个信仰宗教的人，可以很容易地给这个女人所需要的安慰——这种安慰是基于他们共同的信仰，而这一点她的牧师却无法提供。在这种情况下，为了给予她宗教上的安慰，需要由精神病医生来代替牧师。这不仅是他的人权，甚至是他的宗教义务，因为这种情况下，一个有宗教信仰的人面对的是另一个有宗教信仰的人。然而，我们想强调的是，精神病医生从来没有资格以精神病医生的身份使用这种宗教方法，而只有作为信教的人才有这样的资格。此外，只有自己是宗教人士的精神病医生才有足够理由将宗教引入心理治疗。一个不信教的精神病医生从来没有权利借助宗教作为另一种有用的尝试工具来操纵患者的宗教感情，包括连同药片、针剂和电击一并使用。这将使宗教堕落，并使其沦为单纯改善心理健康的一种手段。

虽然宗教可能对病人有非常积极的心理治疗效果，但它的本意绝不是心理治疗。尽管宗教可能会间接促进诸如心理健康和内在平衡之类的东西，但其目的并不主要是关注心理解决方案，而是精神救赎。宗教不是平静生活的保险单，不是最大限度地避免冲突的保险单，也不是任何其他卫生目标的保险单。宗教为人类提供了比心理治疗所能提供的更多的东西，但它也对人类提出了更高的要求。宗教和心理治疗各自目标的任何融合都必然会产生混合。事实仍然是，两者的本意是不同的——即使它们的效果可能重叠。同样，任何将医疗机构和牧师机构合并的企图都将遭到拒绝。有些作者提出，应使心理治疗放弃作为一门科学的自主性和与宗教的独立性，转而将其视为一种辅助神学（ancilla theologiae）的角色。众所周知，几百年来，哲学被赋予这样一种辅助神学的角色，即为神学服务的女仆。

然而正如人的尊严是建立在自由基础上的——甚至他可能会对上帝说"不"——所以科学的尊严也建立在无条件的自由的基础上，这样自由就保证了科学对真理的独立探索。正如人类的自由必须包括说"不"的自由，科学探索的自由也必须面临其结果与宗教信仰和信念相矛盾的风险。只有一个准备好勇武地为这种思想自主性而奋斗的科学家，才能胜利地活着看到他的研究成果最终如何符合他信仰的真理，而没有矛盾。

说到尊严——无论是人的尊严还是科学的尊严——我们可以把它定义为某种东西本身的价值，而不是它对我们的价值。因此，我们可以说，如果人试图将心理治疗变成一个辅助神学的仆人，不仅剥夺了它作为一门自主科学的尊严，而且剥夺了它对宗教可能具有的潜在价值，因为心理治疗只能在作为副产品或者发挥附带作用方面对宗教有用，如果一开始就打算让它有用，就永远不要使用它。如果让心理治疗服务于宗教——无论是借助其经验研究的结果还是治疗效果，心理治疗就必须避免按照宗教路线设定任何先入为主的目标。只有那些通过独立研究获得的结果，不受从宗教中借用的预设的影响，才能对神学有用和有价值。如果心理治疗能够提供证据证明人类的心理真的是我们所认为的样子，也就是说，是阿尼玛自然主义者的宗教信仰（anima naturaliter religiosa；本质上是宗教的），那么这种证据只能由一种心理治疗法提供，即科学自然主义者的非宗教信仰（scientia naturaliter irreligiosa）——也就是说，这是一种本质上不是也永远不可能是宗教导向的心理疗法。

心理治疗越少屈尊为女仆服务于神学，它实际提供的服务的价值就越大。

一个人不需要做仆人就能服务于他人。

第八章

1975 年左右逻各疗法的新探索

在《无意识的上帝》（1975）的英文首版序言中，我承诺要检视有关信条，这些信条自从 1947 年第一次用德语出版这本书以来，已经做了进一步的阐述。可以理解的是，我将不得不以良知为焦点，以之作为这些信条核心最主要的现象之一。根据逻各治疗理论，良知具有非常特殊的功能。然而，为了充分阐明这一功能，我必须首先绘制动机理论图，因为它是逻各疗法的基础。

目前大多数动机理论认为，人是一种本质上关心满意需求、满足动力和本能的人；归根结底，人这样做只是为了缓解这些东西造成的内在紧张，最终维持或恢复一种被称为"内稳态"的内在平衡。这是一个最初从生物学中借用的概念，但最终发现即使在那里也站不住脚。路德维希·冯·贝塔朗菲①长期以来

---

① Ludwig von Bertalanffy，1901—1972，美籍奥地利理论生物学家和哲学家，系统论的创始人。——译者注

一直主张并揭示，诸如生长和繁殖等基本生物现象不能用内稳态原理来解释。库尔特·戈德斯坦 ① 甚至证明只有在病理状态下运作的大脑才具备试图无条件避免紧张的特征。我个人认为，人从不主要关心任何内在状态，比如内在平衡，而是更关心外在世界中的某件事或者某个人，无论是自己服务的事业还是想去爱的伙伴——如果他真的爱这个伙伴，他肯定不会把这个伙伴只当作满足自己需求的一种或多或少合适的手段。

因此，人的存在——至少只要它没有被神经质地扭曲——总是指向某件事、某个人，而不是它本身，无论是要去实现的意义，还是另一个想满怀爱意去相遇的人。我把人类存在的这种本质特征称为"自我超越"[1]。所谓的自我实现最终是一种效果，是自我超越的不经意的副产品。因此，最后看来，古希腊诗人品达关于一个人应该成为他自己的迫切要求（换句话说，人应该实现他的各种潜力），只有当我们加上卡尔·雅斯贝斯曾经说过的话后才令人信服："一个人是什么样的人，他要通过自己创造的事业而完成"。或者像亚伯拉罕·H. 马斯洛 ② 所说，"自我实现的事业"最好通过"对一项重要工作的承诺"来实现。[2]

---

① 1878-1965，德裔美籍神经病学家和精神病学家，机体论心理学的主要创始者，也是人本主义心理学的先驱。——译者注
② 1908-1970，美国社会心理学家，人本主义心理学的主要创始人之一。——译者注

正如自我实现只能通过迂回路线，通过意义的实现才能实现一样，身份的确认也只能通过责任、通过对意义实现的负责来实现。波士顿大学进行的基于一项新的测试的研究是正确的，这项新测试"测试根据逻各疗法说明的集体神经症"，表明"集体神经症和责任之间似乎存在负相关"。[3]

因此，人最初的特征是"寻找意义"，而不是"寻找自我"，他越是忘记自己——把自己奉献给一项事业或另一个人，他就越有人性。而且，他越是沉浸在自己以外的某件事或者某个人身上，他就越能真正成为自己。试想一下一个沉溺于玩耍的孩子，完全忘了自己——这正是适合抓拍的时刻——当他注意到你在拍照时，他的脸就凝固和僵硬了，显示出不自然的自我意识，而不是天生的优雅。为什么大多数人在拍照的时候脸上都会有这种刻板表情？这种表现源于他们对自己将给旁观者留下的印象的担忧。正是"微笑"让他们如此丑陋。忘记自己，摄影师和未来的旁观者会让他们变得美丽起来。

不妨想想眼睛。眼睛在某种程度上也是自我超越的。它感知到自己有些什么的时候，意味着它的功能——视觉感知周围的世界——已经退化。如果它患有白内障，它可能会把自己的白内障感知为一朵云；如果它患有青光眼，它可能会把自己的青光眼视为灯光周围的虹晕。然而，通常情况下，眼睛看不到自身的任何东西。同样，由于人类现实的自我超越性，当人类忘记了自己、忽略了自己时，人类的人性才是最具体可感！

　　自我超越的两个方面之一，即寻求意义去实现，与我所说的"意义的意志"是一致的。这一概念在逻各疗法的动机理论中占据着核心位置，它表明一个基本事实，即正常情况下或者在原本患有神经症的情况下，人都努力在生活中寻找并实现意义和目的。这一意义的意志的概念已经得到几位作者经验上的实证和确认，他们的研究基于测试和统计数据。詹姆斯·C. 克伦博和莱昂纳多·马霍利克的人生目标测试（PIL）[4] 以及伊丽莎白·S. 卢卡斯对数千名受试者进行的逻各测试的数据电脑化后，结果很明显：对意义的渴望不仅仅是一些理想主义者的一厢情愿。

　　捷克斯洛伐克的布尔诺大学心理学系的 S. 克拉托奇维尔和 I. 普拉诺娃提供了证据："寻求意义的意志确实是一种特定的需求，它不能还原成其他需求，并且在整个人类中有或多或少程度不等的表现。"他们接着指出："关于神经症和抑郁症患者的案例材料也记录了这种需求遭到挫败的相关事宜。在某些情况下，寻求意义的意志的挫败在神经症或自杀企图的起源中起到了相关的致病因素作用。"亚伯拉罕·H. 马斯洛走得更远；对他来说，寻求意义的意志不仅仅是一种"不可还原的需求"——他还将其视为"人的首要关切"。[5]

　　如果仍然需要证明寻求意义的意志这个概念具有现实基

　　　　　　　　　　　　　　　　　活出生命的终极意义　▶

础，而且绝对接地气，那么你不妨看看美国教育委员会公布的一项调查结果：在被筛选的 171 509 个学生中，最高目标——占68.1%——是"形成一种有意义的人生哲学"。[6] 另一个由约翰斯·霍普金斯大学实施、国家精神健康研究所赞助的统计调查发现，在 48 所大学的 7 948 名学生中，只有 16% 的学生说，他们的首要目标是"赚很多钱"，然而有 78% 的学生选择了"寻找人生的目标和意义"。[7]

78%……这个数字事实上是波兰年轻人将"提高生活水平"视为人生最高目标的百分比。显然，马斯洛的需求层次对手边这个问题是适用的：一个人首先要提高生活水平，只有实现了这一点后，他才能着手"寻找人生的目标和意义"。然而，我认为这是一种误解。不言而喻，生病的人首先希望变得健康，因此，健康似乎将成为他人生的最高目标。但实际上，那只不过是达到目的的一种手段，因为健康是实现某种特定情况下可能被认为真正有意义的东西的先决条件。换句话说，在这种情况下，首先必须询问手段背后的目的是什么。进行这种调查的一种适当方法很可能是某种所谓的苏格拉底式对话。正如我们所看到的，马斯洛的动机理论在这里是不够用的，因为我们需要的不是更高需求和更低需求之间的区别，而是对个人目标是否仅仅是手段还是意义这个问题的答案。[8]

在日常生活中，我们会充分地意识到这种区别。如果我们没有意识到这一点，我们就不会冲史努比^①抱怨自己受到无意义和空虚折磨的连环漫画大笑——直到查理·布朗^②拿着满满一碗狗粮进来，史努比才惊呼："啊，意义！！"让我发笑的恰恰是手段和意义的混淆：虽然食物无疑是生存的必要条件，但它并不是赋予一个人的生活以意义，从而缓解无意义和空虚感的充分条件。

约翰斯·霍普金斯大学的研究结果与密歇根大学的一项研究相类似：1 533 名有工作的人员被要求根据重要性对与工作有关的各个方面排序，"高收入"排在遥远的第五。不足为奇的是，纽约州立大学的约瑟夫·卡茨在最近做的一项民意调查中说，"下一波进入该行业的人员感兴趣的将是职业的意义而不是金钱"。[9]

正如我们所看到的，引用詹姆斯·C.克伦博的研究，寻求意义的意志"不能被解释为仅仅是传统的动力概念的哲学外衣"。[10]事实上，"目前的心理动力学理论和基于它的治疗范围太狭窄，无法解释年轻一代的行为并达到了解他们的目的，"Z.J.利波斯基如斯说。[11]更重要的是这个危险，人类——这里再次强调，尤其是年轻一代——可能会因为被低估轻视而遭到伤害。相反，如果我认识到人类的更高境界，比如人寻求意义的

① Snoopy，美国漫画《花生漫画》中的小狗角色——译者注
② 收养小狗史努比的主人。——译者注

意志，我也能够激励和动员他们。

　　说到这里，我总是想起我的飞行教练称之为蟹行的动作。如果有侧风，比如说，风从北方来，我想降落的机场位于东方，我若向东飞，必将错过我的目的地，因为我的飞机将向东南方向漂移；因此，为了应对这种漂移，我必须让飞机朝我的目的地以北的方向飞行，这就是所谓的"蟹行"，但是人不也如此吗？人不也会在比他的目的地低的某个点上结束吗？除非人看到他处于容纳了他更高理想的层面。我的飞行教练怎么说？如果我在所谓侧风条件下向东飞行，我将在东南方着陆；如果我向东北方向飞行，我将在东方着陆。好吧，如果我照某个人的本来面目对待他，我会让他变得更糟；如果我按照他应该成为的样子对待他，我就会让他成为他能成为的样子。不过，这已经不是我的飞行教练告诉我的，而是如实引述的歌德的一段话。

　　如果意义的意志的概念完全是理想主义的，我愿意将这种理想主义称为真正的现实主义。如果我要最大限度地发挥人类的潜力，我们首先必须相信潜力的存在和呈现，否则人也会"随波逐流"；他会变坏的。因为人的潜能同样也会做出最坏的事情来！尽管我们相信人类具有潜在的人性，但我们绝不能无视这样一个事实，即人性化的人类是，而且永远是少数。但是正因为如此，我们每个人加入少数派都会面临挑战。情况很糟糕。但是，除非我们尽力改进，否则一切会变得更糟糕。

一方面，追求意义的意志不仅是人类人性的真实体现，而且——正如西奥多·柯钦所证实的那样——是一个精神健康的可靠标准。这一假设得到詹姆斯·C.克伦博、玛丽·拉斐尔修女、雷蒙德·R.施雷德的支持，他们评估了追求意义的意愿，并且这个意愿在动机良好、成功的专业人士中获得了最高的分数。

另一方面，意义和目的缺失意味着情绪的失调。由于弗洛伊德和阿德勒不得不与神经症患者打交道——也就是说，跟那些追求意义的意志受挫的人打交道——因此他们认为人类的动机分别是快乐原则和追求卓越，这是可以理解的。事实上，权力意志和人们可能称之为追求快乐的意志是对追求意义遭到挫折的意志的替代品。统计研究提供了快乐意志的替代性的证据。事实证明，参观维也纳的普拉特游乐园的人在追求意义的意志方面比维也纳的普通人更容易感到沮丧。普拉特游乐园在某种程度上可以与纽约的康尼岛相媲美。[12]

基本上，通常情况下，人并不刻意寻求快乐；相反，快乐——或者说，幸福——是生活在自我超越的存在之外的附带效果。一旦一个人服务于一项事业[13]或者爱上了一个人，幸福就自会降临。然而快乐意志与人类现实的自我超越性相矛盾，而且它会击败自己。因为快乐和幸福是副产品。幸福必然随之而来。这是无法追求的。正是对幸福的追求阻碍了幸福。一个人越是把幸福作为追求的目标，他就越会错过这个目标。这在性神经症如性冷淡或阳痿病例中最为明显。性行为或性经验被扼杀到这个程度，使其成为关注的对象或刻意而为的目标。我称第一个关注为"过度反思"，称第二个刻意为"过度意欲"。

过度意欲甚至在大众层面上都可以观察得到。只要看看公众舆论对性成功的重视就知道了。正如我在其他地方所指出的 [14]，这种强调导致了关注和担忧。人们过度关注性成功，就会对性失败充满恐惧。但恐惧往往带来人们恰恰害怕的东西。这样就形成了一个恶性循环。这可以很好地解释为什么当今精神病医生面对的性神经症案例会如此之多。

在强调性成功和权力的背后，在这种追求性快乐和幸福的意志背后，又是对寻求意义的意志的挫败。只有处于存在空虚中性欲才会过度增强，结果就是性的膨胀，就像货币市场上的通货膨胀，它与货币贬值有关。更具体地说，性之所以贬值是因为它被非人化了。人类的性永远不仅仅是性 [15]。它不仅仅是性，确切地说，它是某种性超越的生理表达——爱的生理表达。只有当性实现了爱的这种具形体现——化身——的功能，只有到这个程度，它才会在真正的犒劳体验中达到高潮。从这个角度来看，马斯洛指出那些不能爱的人永远不会像那些会爱的人那样从性中得到同样的刺激，这是有道理的。因此，我们不得不建议性行为应该被重新人性化，即便仅仅为了最大限度地达到性高潮。最近发表的一份报告证实了这一点，这份报告汇集了人们就性态度和性行为的 10 个问题所做的 2 000 人次答复；研究表明，在导致性高潮和性交成功发生率的因素中，最重要的是"浪漫主义"。[16]

然而说人类的性不仅仅意味着性还不够准确。正如行为学家伊雷内厄斯·埃布埃尔－埃尔布菲尔特（Irenaeus Eibl-Eibesfeldt）所指出的那样，在一些脊椎动物中，性行为有助于提升群体凝聚力，尤其在人类的生物祖先中——那些群居的灵长目动物。在某些类人猿中，性交有时完全是为了社会目的。埃布埃尔－埃尔布菲尔特说，在人类中，毫无疑问，性交不仅服务于物种的繁殖，而且服务于伴侣之间的一夫一妻制关系。

不用说，性本能本身不可能是人类所专属。毕竟，它不仅仅是人类的财产，也是动物的共同财产。因此，我们不妨谨慎地说，在人类身上，性本能要人性化到更高或更低的程度，须视情况而定；在人类身上，性本能只是不断地趋向和接近人类的性潜力——正如我们所看到的，人类的性潜力在于它成为爱的化身。

这种性成熟有三个特征不同的发展阶段，前两个可以沿着弗洛伊德区分本能的目标和本能的对象的思路理解。在不成熟阶段，只寻求一个目标，那就是减少紧张，无论以何种方式实现。手淫也可以。根据弗洛伊德的观点，当性本能以正常的性交为中心时，就到达了成熟阶段，而正常的性交是以一个对象为前提的。然而，在我看来，这个对象不足以保证成熟的性生活。因为只要一个人仅仅为了减少紧张而使用伴侣，他就真的会像我们的患者经常说的那样"在伙伴身上手淫"。对于真正成熟的人来说，伴侣绝不是达到目的的手段。成熟个体的伴侣关系是在人性层面展开的，而人性层面则排除了对他人的单纯利用。在人性层面，意味着我没有使用另一个人，而是我遇到了他，这意味着我充分认识他的人性；如果我再迈出一步，超越他作为一个人类的人性，充分认识到他作为一个人的独特性，这就不仅仅是一次偶遇——此后发生的才是爱。[17]

可以理解，对伴侣的独特性的把握其结果就是产生一夫一妻的伙伴关系，不再有可互换的合伙伙伴。相反，如果一个人不能去爱，他必然会以滥交告终。正如手淫意味着满足于以减少紧张为目标一样，滥交意味着不满足于以伴侣为对象。在这两种情况下，人类的性潜力都没有得到实现。

一个人只要仅仅停留在目标层面，他的性本能就会受到色情作品的迎合；只要他停留在纯粹的对象层面，他的性本能就会受到妓女的迎合。因此滥交和色情是固定在或者倒退到不成熟发展水平的标志。因此公开美化这种倒退的行为模式中的放纵，将其与进步精神混淆，是不明智的。至于色情作品，我讨厌求助于"免于审查的自由"，其实真正的意思不过是赚钱的自由。与工作在所谓性教育领域的商人的虚伪相比，我倒赞扬应召女郎的诚实，她们坦率地承认自己只是为了借助性来赚钱。至于滥交，它不仅是一种倒退的行为，也与人性相矛盾。但是性滥交是伴随着性亲密出现的，后者甚至被认为是我们这个时代弊病的解决方案。然而，我认为在这个人口爆炸的时代，我们需要的是存在的隐私，而不是性的亲密。[18]

说到人口爆炸，我想谈谈避孕药。它不仅抵消了人口爆炸，而且在我看来，它提供了价值更大的服务。如果真的爱会让性变得人性化，那么避孕药可以实现真正人性化的性生活，在这种生活中，性可以从与生殖的自动关联中解放出来，实现其作为最直接、最有意义的爱的表达方式之一的最高潜力。如果性作为爱的载体来体验，那么它就是人性的，而仅仅把它作为达到目的的手段就与性的人性化相矛盾，不管是快乐原则决定了目的还是生殖本能决定了目的。至于后者，多亏了避孕药，性得到解放，从而能够取得其作为人性现象的潜在地位。

今天人们寻求意义的意愿常常受到挫折。在逻各疗法中，我们谈到存在的挫折感。我们精神病医生面对的患者比以往任何时候都要多，他们抱怨无聊感，目前这种无聊感的作用至少与阿尔弗雷德·阿德勒时代的自卑感同等重要。让我引用一封最近收到的一位年轻美国学生的来信："我是一个 22 岁的孩子，有学位，有车，有安全感，有超出我需要的更多的性资源和权力。现在我都得向自己解释这一切意味着什么。"然而，这些人不仅抱怨没有意义感，也抱怨空虚感，这也是我要用"存在空虚"来描述这种状况的原因。

毫无疑问，存在空虚正在扩大和蔓延。最近我看到一篇报道说，在 500 名维也纳年轻人中，罹患此病的比例过去两年内从 30% 增加到 80%。甚至在非洲，存在空虚也在蔓延，特别在大学生中。[19] 同样，弗洛伊德主义者和马克思主义者都充分意识到这一现象。在一次国际精神分析学家会议上，有人指出，越来越多的患者正遭受缺乏生活内容的痛苦，但没有临床症状。这种状况也许能够很好地解释所谓无休止的分析，因为如弗洛伊德学派所主张的，在这种情况下，精神分析治疗是患者唯一的生活内容。就马克思主义者而言，最近莱比锡卡尔·马克思大学心理治疗系的负责人承认存在空虚的频发现象，正像他的研究予以证实的那样。如捷克大学精神病学系主任所说，存在空虚正在跨越资本主义和共产主义国家之间的边界，而"无须签证"。[20]

如果有人要我略作解释，我想说存在空虚的出现源于以下状况。与动物不同，人类不会让冲动和本能告诉自己必须做什么。与从前的人们相比，传统和价值观不再告诉人们应该做什么。现在，人们既不知道自己必须做什么，也不知道应该做什么，有时甚至不知道自己本质上希望做什么。但是，人们希望做别人做的事——这是因循主义使然，或者人们在做别人希望自己做的事——这是极权主义使然。

除了存在空虚的这两种效应外，还有第三种效应，即神经过敏症。存在空虚本身不是神经症，至少在严格的临床意义上不是。如果说它就是一种神经症，那么得需要将其诊断为一种社会性神经症。但也有存在空虚导致临床症状的病例。这些患者正在遭受我所谓的"心因性神经症"的折磨。詹姆斯·C. 克伦博居功甚伟，开发出一种特殊的诊断测试手段，以区分心因性神经症和其他形式的神经症。许多研究项目取得的成就都是基于他的 PIL 测试。由此获得的许多研究结果表明，人类患上的神经症中约有 20% 在性质和起源上都是心因性的。伊丽莎白·S. 卢卡斯虽然使用了不同的测试手段（如逻各测试），但她的研究成果已经取得了跟克伦博的研究结果相同的百分比。

然而，至于存在空虚，它本身不是一种神经症。最近的一项统计调查显示，在我的欧洲学生中，有 25% 的人有过这种"深渊体验"，这样称呼是为了与所谓的"高峰体验"相对应。在我的美国学生中，这个数字不是 25% 而是 60%。

一位共产党员精神病医生发现，在不同的捷克学生人群中，根据克伦博的测试，经历过存在空虚的学生比例甚至高于在美国学生中观察和报告的比例。但是，一年后，这一数字明显下降。在这一年时间里，大多数学生都参与了杜布切克①的运动，即他为政治自由化和共产主义人道主义化而进行的斗争。大学生们被赋予了一项为之战斗、为之生存，不幸的是也为之而死的事业。

不过，平均而言，事实仍然是，美国的存在空虚比欧洲更为明显。在我看来，这是由于普通美国学生受到一种类似还原论思想的灌输。举个例子，有一本书把人定义为"一个由燃烧系统驱动的复杂的生化机制，这个机制为计算机提供了巨大的存储能力，可以保存编码信息"。或可再举一个例子，人类被定义为"裸猿"。借由向我们的学生提供这种关于人的还原论概念，我们正在强化他们的存在空虚。我还能很清楚地回忆起当我还是一名13岁的初中生时的感受，我们的自然科学老师告诉我们，生命归根结底是"一个燃烧过程，一个氧化过程"。我跳起来说："老师，如果是这样的话，那么生命有什么意义？"可以肯定的是，有人可能会说，在他的这个说法中，还原论采取了"氧化论"的形式。

R. N. 格雷和同事们进行的有关内科医生的一项研究表明，医生在医学院期间，其愤世嫉俗情绪通常会强化，而人道主义

① 1921—1992 年，斯洛伐克政治家，布拉格之春的领导人，1968 年任捷克斯洛伐克共产党委员会第一书记，同年春天，提出多项改革政策，后苏联军队介入，杜本人被挟持到莫斯科，短暂的改革就此结束，史称布拉格之春。杜布切克在东欧剧变后复出斯洛伐克政坛，1992 年因车祸受重伤不治而故。——译者注

精神则会减弱 [21]。只有在完成医学学业后，这一趋势才得以扭转，但不幸的是，并非所有受试者都如此。我想说，这也难怪。考虑一下他们在论文中引用的两个定义就明白了。人被定义为"一个自适应控制系统"，价值观被定义为"刺激—反应过程中的稳态约束"。[22] 根据另一个还原论的定义，价值观不过是反应结构和防御机制。至于我自己，我不准备为了我的反应结构而活，更不准备为了我的防御机制而死。

这里还有另外一个还原论的例子。一位著名的弗洛伊德精神分析学家为歌德写了两卷书。"用 1 538 页，"一篇书评这样写道，"向我们描绘了一个天才，他有狂躁抑郁、偏执和癫痫样障碍等标志性特征，有同性恋、乱伦、偷窥、兴奋、恋物癖、阳痿、自恋、歇斯底里、妄自尊大等等问题。他好像几乎完全专注于艺术品背后的本能性动力。我们受其引导去相信歌德的作品不过是性器官发育前固化的结果。他的真正奋斗目标不是理想、美丽、价值观，而是克服早泄这一令人尴尬的问题。"[23] 弗洛伊德评论说，有时雪茄就是雪茄，而且就是雪茄。与他的诸多警句相比，这个评论显得他是多么明智和谨慎啊。说实话，弗洛伊德主义者必须将弗洛伊德的说法解释为他对抽雪茄的理性化。

对价值观的还原论解释可能会削弱和侵蚀年轻人的热情。作为一个例子，请允许我来报告以下这个观察评论。一对曾在非洲担任和平团志愿者的美国年轻夫妇回来后，感到厌倦和厌恶。开始，他们不得不参加由一位心理学家领导的强制性讨论会。这位心理学家玩了一个游戏，大致如下：

"你为什么参加和平团？"

"我们想帮助那些没有多少特权的人。"

"这么看来你们肯定比他们优越。"

"在某种程度上是这样。"

"因此在你们的心中，在你们的潜意识中，你们必须向自己证明你们是优越的。"

"哦，我们从来没有这样想过，但你是一个心理学家，你当然知道得更清楚。"

这样的对话继续进行。他们受到灌输，单纯从个人困扰的角度解释自己的理想主义和利他主义。更糟糕的是，根据他们的报告，两人还经常互相背着玩"你的隐蔽动机是什么"的游戏。

很长一段时间来，精神分析学从深层心理学的角度来理解自身，而深层心理学反过来又将其任务视为"揭开"人类行为背后的秘密的无意识动力。也许这个笑话最能说明这一点，约瑟夫·怀尔德曾管这个叫他碰到的最短的精神病笑话：

"你是个精神病医生吗？"

"你为什么这样问？"

"看来你是个精神病医生。"

精神病医生试图揭开向他提问的人的面具，实际上却揭开了自己的面具。现在，揭开面具是完全合法的，但我要说的是，当一个人面对什么是真正的、真实意义上的人类这样的问题时，这样的揭示必须止于人。如果不就此打住，"揭开面具的心理学家"真正揭开的唯一的东西就是他自己的"隐蔽动机"——即，他的无意识需要贬低和降低人类的人性。

在这一点上，正如我所说的过度解释便开始了，当这种解释开始趋向于自我分析的时候，最后证明这是相当危险的。我们精神病医生遇到过许多患有强迫症并因此致残的病人，他们强迫性地分析自己、观察自己、监视自己、反思自己。在美国盛行的文化氛围为这种强迫性冲动成为一种集体强迫性神经症提供了巨大的机会。想想伊迪丝·威斯科弗－乔尔逊和同事们最近开展的一项研究。[24] 这项研究表明，在美国大学生中，自我分析的价值排位最高 [25]。我从这些发现中看到了另一个存在空虚的迹象。正如回飞棒只有在没有命中目标的时候才会回到猎人身边一样，人类只有在没有击中目标时才会回到自身，开始反思自己，并且过度关注自我分析，因为人类在寻找意义的过程中受到了挫折。我脑海中浮现的是弗洛伊德主义者与患者的经历，这些患者缺乏生活内容，而精神分析疗法已经成为这些内容的替代品。

现在让我们从存在空虚的原因转向影响，因为这些影响同时超出了心因性神经症和无意义感，后者被诊断为一种社会性神经症。在世界范围的影响中，就有人们可能称之为群体性神经三联症的东西，包括抑郁、成瘾和攻击性。有一次我坐一辆出租车去一所大学，该校的学生社团邀请我做一场关于"新一代疯了"的讲座。我请出租车司机回答这个问题。他简明扼要地提出这样的说法："他们当然疯了，他们自杀，互相残杀，还服用兴奋剂。"

这组三联症的第一个方面，抑郁常常导致自杀，而且有充分的证据表明，特别在年轻一代中，自杀者的数量在不断攀升。"自杀曾经在美国的死因排行榜上名列第二十二，现在排名第十，在一些州排名第六。每有一个人自杀成功，就意味着有十五个人尝试过自杀但失败了。"更为重要的是，"年轻人的自杀率急剧上升。虽然自杀在美国被列为第十大死因，但目前在十五到十九岁的青少年中，自杀率排名第三，在大学生中排名第二。"[26]

这种现象的根源在于存在挫折感的蔓延。事实上，在艾奥瓦州立大学进行的一项研究显示，60 个学生中有 51 个（85%）严肃地考虑过自杀，原因是"生活毫无意义"。在这 51 名学生中，48 个（94%）身体健康，积极参加社会活动，学业成绩良好，与家人关系良好。[27]

在这方面，我想引用一个美国医学院学生最近给我的一封信："在美国，在我周围，我看到像我一样年纪的年轻人在拼命地寻找生存的意义。结果我的一个最好的朋友却在寻找过程中死了。我现在知道，如果他现在在这里，我就可以帮助他，多亏了你的书，可惜他不在了。然而他的死将永远把我拉向所有陷入痛苦困境的人。我认为这是任何人都能拥有的最强大的动机。我在朋友的生死中找到了意义（尽管我深感悲伤和内疚）。如果我将来成为一名足够坚强的医生，做好我的工作，履行我的责任，他的死就不会白费。我最希望的是防止这样的悲剧再次发生在别人身上。"

难怪陷入存在空虚的人们，如果无法获得意义，那么他们渴望至少为自己提供有意义的感觉——比如那些由 LSD[①] 引起的陶醉状态的感觉。在这种状态下，世界突然变得有着无限的意义。但这条捷径最终被证明是一条死胡同，因为从长远来看，使用 LSD 的人很可能会像在自我刺激实验中使用的实验动物一样结束生命。研究人员将电极插入老鼠的下丘脑，每当他们关闭电路时，所有的老鼠看上去都会经历性高潮或者产生进食的满足感。然后，当老鼠学会跳到控制杆上，并借此自己关闭电路的时候，它们开始沉迷于这项活动，每天最多按 50 次控制杆。我认为最值得一提的是，这些动物忽略了真正的性伙伴

①　即麦角酸二乙基酰胺，无色、无味的人工致幻剂。——译者注

和提供给它们的真正的食物。我认为，那些把自己局限于无意义的感觉中的"瘾君子"可能会绕过为他们准备的真正的意义，这些意义将由他们在这个世界上而不是在自己的心灵中实现。

自从我提出这个关于毒品嗜好的真实来源的假设后，许多作者写了生活的无意义感，像吸毒的年轻人报告的那样。贝蒂·卢·帕德尔福特博士指出："缺乏一个能让年轻男性可以认同身份的坚强有力的父亲式的人物，被许多权威认为是参与非法吸毒活动的先决条件。"然而，她自己的研究产生的数据未能确定父亲形象较弱的学生与父亲形象较强的学生报告的吸毒程度存在显著差异。[28] 在她的研究中，研究对象是 416 名学生，没有足够的理由怀疑，参与吸毒和生活目的之间存在显著的反向关系（ =−.23；$p<0.001$）。生活目标低的学生的平均涉毒指数（8.90）与生活目标高的学生的平均涉毒指数（4.25）有显著差异。

帕德尔福特博士还回顾了该领域的文献，包括她自己的研究在内，证实了存在虚无的假说。她报告说，诺里斯提出学生为什么对毒品感兴趣并且吸毒的问题，其中最常列出的原因是"渴望在生活中找到意义"。贾德等人对圣迭戈地区的 45 名学生进行了一项流行病学研究，该研究是为美国国家大麻与药物滥用委员会进行的。吸食大麻和迷幻剂的人表示，与不服用大麻和迷幻剂的人相比，他们更受生活缺乏意义的困扰和折磨。

文献中报告的另一项研究由米瑞等人进行，世卫组织发现过度使用与寻求有意义的体验和减少目标导向的活动相关。1968年，林恩在密尔沃基的威斯康星大学调查了700名本科生，该报告说，跟非大麻使用者相比，大麻使用者对生命的意义更为关注。克里普内等人进行了理论化的总结，提出毒品的使用可能是一种自发实施的心理治疗方式，用于诸如此类有存在问题的人，舍恩和费特曼发现，对"拥有东西对你来说好像没有意义？"[29]这个问题，做了百分百肯定回答的人数。在克伦博的PIL测试中，6个月内定期吸食大麻的学生明显比未吸食者低（*p*<0.001）。[30]

同样，在另一个领域，安妮玛丽亚·冯·福斯特梅尔等人发表了《酒精成瘾》的平行研究结果，她指出，20个酗酒者中，有18个认为他们的存在毫无意义、没有目的。[31]因此，以逻各治疗为导向的方法被证明优于其他形式的治疗方法。詹姆斯·C.克伦博测量了存在的空虚度，将逻各治疗的结果与一个酒精治疗机构和马拉松治疗项目取得的结果进行比较。"只有逻各治疗的结果显示出在统计学上有显著改善。"[32]加利福尼亚州的诺克致幻剂戒毒康复中心的阿尔文·R.弗雷泽的研究表明，逻各疗法同样适用于药物成瘾的治疗。从1966年至今，他一直在与吸毒成瘾者的合作中使用逻各疗法。"由于使用了这种方法，"他说，"我已经成为该机构历史上唯一连续3年获得最高成功（成功意味着吸毒者在获释后一年内不会重返该机构）率的辅导员。我用于治疗瘾君子的方法致使 3 年内成功率为40%，相比较而言，机构平均成功率约为 11%（采用已被确认的方法）。"

至于三联症中的最后一个方面——攻击性，长久以来，人类行为研究都基于攻击的机械论概念。这种方法仍然坚持一种老式过时的动机理论，即把制人描绘成一种存在，对人来说世界最终仅仅是一种工具，用来减少力比多或侵略性冲动激起和造成的紧张。然而，与这个封闭系统的概念相反，人实际上是一个寻求意义去实现、寻找其他人去相遇的存在。当然，这些其他人、他的伴侣，对他来说不仅仅是实现他的攻击性、性冲动和本能的一种手段。然而，关于实现这些东西的替代方案——也就是让它们升华的可能性，卡洛琳·伍德·谢里夫警告我们，在人类所有封闭系统概念中，抱持这样一种幻觉是非常典型的危险，也就是说，这种错觉认为攻击性可以通过转向无害的活动（例如体育运动）来消除。相反，"有大量研究证据表明，成功实施攻击性行为，远不能减少随后还会发生的攻击，却是增加攻击性反应频率的最佳方式（此类研究同时包括动物和人类行为）。"[33]

弗雷德里克·威瑟姆在其《对电视和社会行为委员会提交给卫生部长的报告的评论》中嘲笑了"摆脱攻击的旧观念"，即

"我们需要电视暴力来缓解暴力冲动，从而让我们避免真正的暴力"。临床研究揭示了电视暴力、残忍和施虐对青少年的负面影响。在数百起案件中，研究发现电视暴力会产生有害影响。[34] 总统的暴力原因和预防委员会指出："电视上持续不断的暴力行为会对人的性格和态度产生不利影响。"因此，减少娱乐媒体中的暴力行为"将是有益的"，杰罗姆·D. 弗兰克尔说。[35]《英国精神病学杂志》描述了一项实验，在实验过程中，"给儿童放映了描述攻击性行为的电影"。研究发现，"攻击性行为的增加持续出现，远在以这种方式表现的最初趋势之上"。[36] 美国国家精神健康研究所的约翰·P. 默里总结了一系列研究成果后说："观看电视暴力会使观众变得更具攻击性。"[37]

经过更为仔细的调查研究，人们可能再次发现，不仅性欲在存在空虚中会变得很旺盛，而且攻击的"破坏性"同样如此。统计证据支持我的假设，即当人们陷入这种存在空虚和无意义的感觉时，他们最有可能变得咄咄逼人。罗伯特·杰伊·利夫顿似乎同意我的观点，他说"当男人感到被无意义击溃时，最容易去杀人"[38]。W. A. M. 布兰克和 R. A. M. 格雷格森进行的研究显示，在生活目标方面，累犯与首次获刑的囚犯有显著差异，首次获刑的囚犯在生活目标方面又与正常人有显著差异（$p < 0.000\ 5$）。他们得出结论说："犯罪行为和生活目标是反向相关的。具有讽刺意味的是，一个人犯罪持续的时间越长，他越

有可能被判处更长时间的监禁，而他越不能增强自己的人生目标感，因此他越有可能在获释后继续犯罪。"[39]

鉴于这些事实，路易斯·S.巴伯持这样的观点是可以理解的：逻各疗法"特别适用于青少年罪犯的治疗"。几年来，他一直在自新康复环境中与年轻人打交道。"他们生活中缺乏意义和目标"似乎总是存在的。"我们是美国康复率最高的机构之一，"巴伯说，"再次犯罪率不到17%（平均约为40%）。"这项计划要"在每个男孩心中建立起责任感。这是实践中的逻各教育"。"逻各疗法为自新康复领域提供了巨大的可能性"，其证据就是接受巴伯博士治疗的青少年罪犯寻求意义的意愿从86.13平均增加到103.46（在4个月内）。

那么，总体而言，心理治疗如何应对群体性神经症的三联症，如何应对折磨人类的抑郁、成瘾和攻击性？如果我们把严格意义上不是神经症，但属于准临床现象的症状纳入人性的病理学中，我们就有理由谈论人性的神经质化。现在，我的论点是，*人性的去神经质化需要心理治疗的再人性化*。

如果一个人要攻克这个时代的这种痼疾，他必须正确地理解这些疾病——也就是说，要明白它们是挫折的结果。如果一个人要理解人的挫折，首先必须理解他的动机，尤其是最人性化的动机，即人对意义的追求。然而，这是不可能的，除非心理治疗本身脱离还原论。任何缺少再人性化心理治疗的东西都会强化群体性神经三联症。想一想还原论的三个方面——主观主义、内稳态平衡和泛决定论，让我们扪心自问：如果意义和价值真的"不过"是防御机制和反应结构，就像有心理动力学倾向的理论所提出的那样，生命真的值得活下去吗？如果我沉浸在抑郁中，最终以自杀告终，这不是很容易理解的吗？至于成瘾，如果人类真的只是通过满足自己的需求来寻找快乐和幸福，以摆脱由需求造成的紧张，为什么还要担心呢？为什么不通过简单的吸毒来建立永久和完美的安宁呢？最后，关于攻击性，如果我真的是外在和内在环境以及各种影响——环境和遗传的产物——的受害者，而且，我的行为、决定和活动"只不过"是操作性条件作用、条件反射和学习过程的结果，谁有理由要求我改进或期望我改变呢？没有必要道歉，有很多借口，有众多不在场证明。至于我自己，我既不自由也无责任可负。因此，我没有理由不继续生活在我无能为力的攻击性冲动中。

从这一切应该可以清楚地看出，我们迫切需要心理治疗的再人性化，除非我们希望强化而不是消除这个时代的弊病。因此，让我们简要回顾一下自弗洛伊德时代以来心理治疗走过的道路，以期揭示可能导致心理治疗去人性化的因素。

弗洛伊德的精神分析学教导如何**揭开神经症的面纱**，如何确定蕴藏在其行为背后的无意识动力。这种行为是被分析过的，在这种语境下"分析"意味着解释。然而，后来，据《今日心理学》上发表的一篇文章说，无意识的假设"被当作一张签好字的空白纸来使用，几乎任何随意的解释都可以在上面写出来"。一些持怀疑态度的治疗师认为，解释手段"往往实际上会尽可能掩饰而不是揭示经验数据"。

与精神分析体系相反，卡尔·罗杰斯①的咨询方法的特点是克制，不进行指导，谢绝解释。毕竟，以精神分析体系为路径的解释是基于自由联想。然而，用贾德·马尔默的话来说，它们"永远不会真正'自由'"。相反，受分析师的影响，患者被灌输一种非常明确的世界观（Weltanschauung）或意识形态。特别是根据弗洛伊德的精神分析思想，人最终只不过是一个受内稳态原则统治和支配的存在；人类的爱只不过是一种经过升华、目标受到抑制的性欲的表现；至于个人良知，不过是一个人的超我或者父亲形象的内射。罗杰斯最主要的功绩就在这一领域，因为我想说，他向我们展示了如何*去意识形态化的心理治疗*，这是值得赞扬的。

此外，"在过去 10 年里，精神分析在学术界和科学界的声望显著下降"，马尔默说，因为"多年来，精神分析作为一种最佳的心理治疗技术被过分夸大了"。古典精神分析是否真的是任何特定形式的精神病理学使用的最佳方法还有待结论性证明。马尔默认为，因为它"顶多只对一小部分病例有疗效"[40]。

---

① 1902–1987，美国心理学家，人本主义心理学的主要代表人物之一

当然，有人可能会问，为什么精神分析学仍然"能够使其理论永久化，无论是得到证实的还是未被证实的"？T. P. 米勒提供了以下解释：

在美国精神病学界，不容易听到不同意见的声音。我们处在这样一个时代：在许多精神病学杂志上发表的必要条件（sine qua non）是用口唇、肛门或者恋母情结术语，以力本论的方式表述问题。我们还处在这样一个时代：不同意精神分析更容易导致无端的诊断和不同意者的力本论式表述，而不是对提出的论点进行澄清。事实上，通过诊断反对意见，提出的观点而不是要反驳的命题才是给解释性磨坊投喂的谷物。但是，难道只有心理分析学家有**见解**，而我们其他人有**问题**吗？美国精神分析协会公共信息委员会主席伯恩斯·摩尔博士在该协会的简报中写道："事实上，有迹象表明，过去几年分析师会员在不断增加。"该协会已经聘请了公共关系顾问。

"这个举措可能确实挺必要，但如果精神分析学的力量使在重新焕发其理论活力而不是装扮其公共形象，那么它似乎有可能会取得更多的成就。"米勒评论道。[41]

然而，精神分析学已经丢失了它的大部分领地，输给了在心理治疗，也就是行为治疗领域出现的健康而清醒的趋势。而这个出现了早在 1960 年，H. J. 艾森克 ① 便痛惜"缺乏支持精神分析学的实验或临床证据"。精神分析学的理论是"信念"，受训的精神病医生现在经常被灌输这个信念。然而，艾森克不仅总体上认为"弗洛伊德理论不在科学领域内"，而且特别指出，"可以实现所谓的症状治愈，这种治愈是持久的，不会产生替代症状"。这一事实"强烈反对弗洛伊德学派的假说"。与"弗洛伊德学派的"信念"相反，艾森克认为，症状的消除根本不会"留下一些在替代症状中寻找出路的神秘复杂的情结"。[42]

早在此前很久，逻各疗法已经提供了证据，表明神经症不必在每一种情况下都要追溯到恋母情结或其他类型的冲突和情结，而可能来自反馈机制，如预期焦虑形成的循环模式。[43] 早在 1947 年，我自己就试图用反射学的术语来解释神经症，曾指出：

> 所有以精神分析为导向的心理治疗主要关注的是揭示"条件反射"的主要条件，神经症可以理解为"条件反射"，而"主要条件"由现有的首次出现的神经症症状所处的外部和内部状态所体现。然而我的观点是，充分发展的神经症不仅是由**主要条件**引起的，而且是由**次级条件**引起的；反过来，这种**强化**是由一种被

---

① 1916-1997，美国心理学家，主要从事人格、能力、行为遗传学和行为理论研究。——译者注

称为预期焦虑的反馈机制引起的。因此，如果我们希望修复某种条件反射，就必须打破预期焦虑引起的恶性循环，而这正是逻各治疗中"矛盾意念"技术所做的工作。[44]

我的观点是，行为疗法对心理治疗的发展做出了有价值的贡献，因为它展示了如何对神经症进行去神话处理。当我们考虑到西格蒙德·弗洛伊德自己将他的本能理论描述为"神话"而把本能称为"神秘的"实体这一事实时，那么，这种表述就并不太牵强。

总而言之，弗洛伊德揭开了神经症的神秘面纱；罗杰斯将心理治疗去意识形态化；艾森克、沃尔普①和其他人已经将神经症进行了去神话的处理；然而不满依然存在。甚至莱比锡卡尔·马克思大学心理治疗系宣称是唯物主义者的克里斯塔·库勒看来，"倾向于行为治疗的心理治疗师沃尔普和艾森克"，在她看来，正在过度"陷入一种生物论和机械主义的立场"。[45] 她可能是对的。特别是在我们这样一个去意义、非人格化和非人性化的时代，除非人的概念中包含了人性的维度，即人类现象的维度，而人的概念不可或缺地是各种心理治疗的基础，否则就不可能应对这个时代的弊病，无论是在意识层面还是无意识层面。

---

① 1915–1997，美国行为治疗心理学家。——译者注

德国美因茨大学精神病学系的尼古拉斯·佩特里洛维奇已经注意到，与其他所有心理治疗方法形成鲜明对照的是，逻各疗法并没有停留在神经症的维度。他这是什么意思？心理分析在神经症中看到了某些心理动力因素，它通过发挥，比如说，转移的作用来抵消造成的结果。可以肯定，转移又是另一种心理动力因素。至于行为疗法，它将神经症视为条件反射的结果、某种学习过程的结果，并通过重建条件反射过程，再学习来抵消这些问题。但在佩特里洛维奇看来，逻各疗法超越了神经症的层面，打开了人性现象的维度，从而让自己处于一个能够开发和利用这个维度中可用资源的位置——资源，比如人类独特的自我超越以及我所谓的"自我超脱"的能力。

佩特里洛维奇现在称赞逻各疗法为再度人性化的心理治疗，因此，在揭开神经症患者的面纱、心理治疗的去意识形态化、神经症的去神话化之后，心理治疗的再度人性化已经到来，或者至少正在进行中。[46]

但是，现在，让我们的讨论暂且回到人类两种独特的能力上来：自我超越和自我超脱。后者意味着脱离自我的能力。矛盾意念——一种有助于短期治疗强迫性和恐惧神经症的逻各疗法——旨在从整体上掌握和调动自我超越。然而，特别是，它利用了一种独特又具体的自我超脱，即人类的幽默感。毫不奇怪，在方法论上，通过将人性的这一重要方面纳入其全套装备，逻各疗法与行为疗法相比获得了额外的优势。这并不影响类似的矛盾意念技术在行为矫正中的引用和使用。但值得注意的是，伦敦的莫德兹利医院的埃文医生发现，按照行为疗法的思路进行治疗的一组患者，"自发地将幽默作为他们的主要应对机制之一"。[47] 其他以行为主义为导向的研究者，如 L. 索利昂、J. 加尔萨－佩雷斯、B. L. 莱德威奇和 C. 索利昂不仅成功地应用了矛盾意念，而且提供了统计甚至实验证据，证明它确实有效，并且证明通过这种逻各治疗技术获得的治疗效果不能被当作仅仅是暗示的效果。[48]

总的来说，强迫症和恐惧症是心理性的而不是心灵性的，因此有人可能会说，激发人类自我超脱的潜力有助于心理性神经症的治疗。然而自我超越的认知在心灵性神经症的诊断中是不可或缺的。心灵性神经症是寻求意义的意志遭到挫败的结果，而这反过来又是自我超越的表现。

自我超越和自我超脱是不可还原的人类现象，只在人类的维度中存在。由此可知，如果我们坚持我们的人的概念是模仿"机器模型"或"大鼠模型"，我们就无法真正帮助处于困境中的人们——戈登·奥尔波特①如此嘲弄地说。毕竟没有计算机会自嘲，也没有动物会在意它们存在的意义和目的。

---

① 1897-1967，美国著名心理学家、人本主义者、社会心理学先驱、人格特质理论创始人，著名代表作有《偏见的本质》。——译者注

将患者作为可以修理的机器或修复的机制的工程方法本身可能是有害的。这可能会削弱患者把自己视为自由和负责任的代言者的意识。换言之，它可能最终导致医源性神经症——一种由医生引起的神经症。因为在这种情况下，医生是一名精神病医生，你可以说那是一种精神病医源性神经症。因此心理治疗师必须重新审视他所使用的任何方法的哲学基础，以免给病人造成这样的精神病医源性神经症。这就是为什么逻各疗法不仅是一种成功的治疗方法，可以用于治疗心灵性、社会性和心理性要素导致的病例，而且是一种预防精神病医源性神经症的措施。

我们常听说人是一种寻求意义的生物。我们已经看到，今天，人类的寻求没有得到满足，而且这已经成为我们这个时代的病症。是时候该问问我们自己治疗方法是什么。为了回答这个问题，我们首先必须关注另一个问题，也就是说，这个寻找意义的人是如何寻找意义的，他又是如何找到意义的？毫无疑问，意义必须被发现，而不能被赋予。最要不得的是，这个意义不能由我们精神病医生提供。如果我们的同事不剥夺患者的意义和目的，我们就已经感到很欣慰了。例如，最近我收到一封信，其中一段话说："我一直处于反复发作的抑郁状态，直到两天前，哈佛大学（我是该校的一名学生）的一位精神病医生直截了当地告诉我，'你的生活毫无意义，你没有什么可期待的，我很惊讶你居然没有自杀。'"这就是精神病医生所能提供的全部帮助吗？我不这么认为。还有一个例子，引起乔治亚大学的伊迪丝·威斯科弗 - 乔尔逊的注意："一个患有无法治愈的癌症的女人正对她以前生活得如何充实与临终阶段的麻木进行比较。于是，一位弗洛伊德精神分析学家反驳说，他认为她犯了一个严重的错误，因为'即使在她发病之前，她的生活总体上也是毫无意义的。事实上这两个阶段都是毫无意义和麻木的'。"[49]

重申一下，意义必须是发现的而不能是给予的。试图给予意义就形同说教。我个人认为，如果道德想要长久存续下去，就必须经过本体化。然而，被本体化的道德将不再根据一个人应该做什么和绝不该做什么来定义什么是好的、什么是坏的。善将被定义为促进一个人的存在获得意义实现的东西。坏的东西将被定义为阻碍这种意义实现的东西。

说意义必须要被发现，等于说意义是需要揭示而不是构想出来的东西。这反过来又相当于说，特定情境中固有的"要求特征"（库尔特·勒温）或者"要求特性"，这个情境中的"要求"，都是"客观特性"。[50] 因此，根据经验，意义被证明是客观的，而不仅仅是主观的。

试想一个面对罗夏测验①的受试者的境况。他正从那团墨迹

① 由瑞士精神病医生、精神病学家罗夏创立，通过问被试者呈现标准化的油墨渍偶然形成的刺激图版，并让被试者对图案进行自由联想，借此对被试者的人格特征进行诊断。——译者注

中读出一种完全主观的意义——这种意义的主观性暴露了他的人格构成，就像任何投射式"测试"所揭示的那样。但我要说，生活不能与罗夏测验相比，而应该与所谓的"嵌入图形"测试相比。在后一种测试里，人们不能简单地从图画中读出意义，但必须找出客观存在的意义，即使这个意义是隐蔽的因而仍然有待发现。

詹姆斯·C.克伦博证明了意义的发现与格式塔①知觉有关，他必将因此得到赞誉。寻找意义的意愿，他写道："可以根据格式塔心理学家的知觉组织原则来理解。"他"把这种意愿跟感知联系起来——去感知，去解读特定情境中的意义，在有意义的整体中去解释和组织刺激要素的意愿。"

格式塔心理学家认为这种组织倾向是大脑的固有属性。它具有生存价值，因为可以理解，并且互相关联的刺激范围越大，适应性操作的机会就越大。但是，关于寻求意义的意愿，弗兰克尔暗示了一种特殊的感知：人类不仅努力将其环境视为一个有意义的整体，而且努力寻找一种解释，这种解释将表明作为一个个体为了完成这种整体的格式塔他有自己的目标要实现，——他要努力寻找一种自己存在的正当理由。组织的格式塔原则，包含在简

① 意为完形整体，格式塔心理学所长把人的心理作为一个整体来探讨，认为人的心理意识活动都是先验的完形，先于人的经验而存在，人所知觉的外界事物和运动都是完形的作用。——译者注

明法则或者填空法原则之下，代表着一种非习得的努力，即试图用经验的所有元素构建有意义的统一的格式塔。弗兰克尔提出的意义的意志可以被视为看待同样这一概念的另一种方式，但他的思想另具优长，因为这是一种特殊的人类创见，它指出了人类感知或发现意义的独特能力，不仅能够发现既定存在中的意义，而且能够发现可能存在中的意义，这就是马克斯·舍勒所称的自由思考可能性的能力。他认为这是将人与低等动物区分开来的要素。

克伦博最后指出：

在格式塔心理学的领导人物（主要是考夫卡和科勒）积累的证据中，可以找到有利于弗兰克尔视为当然的驱动力的证据，用来证明格式塔组织原则。如前所述，寻找意义的意志主要是一种感知现象。因此可以说，如果存在趋于感知组织的先天倾向，可以说这些倾向体现了一种试图将经验组织成具有本体论意义的模式的努力。[51]

因此，意义必须是发现的，而不能是给予的。意义必须由自己本人，由自己的良知发现。良知可以被定义为一种发现意义的手段，在某种程度上是去"嗅出意义"。事实上，良知让我们获得独特的意义完形，它们潜伏在所有独特的情境中，形成一根所谓一个人的生命之弦。就将这种意义完形的感知归结为对特定生活情境的解释而言，卡尔·巴特[①]说得对，"良知是生活的真正解释者"。如果我们现在问自己，人类在寻找意义的过程中，是被什么引导和指导的，那么这个功能肯定是由良知来实现的。

良知是一种人类现象，我们必须确保它在人性中得以保存，而不是以还原论的方式加以处理。还原论是一种伪科学方法，它要么将人类现象还原为类人现象，要么从类人现象中推导出来。例如，良知在还原论中被解释为不过是条件反射作用的结果。但是，一只狗弄湿了汽车玩具，现在尾巴夹在两腿之间，在沙发下面偷偷摸摸移动。这种行为并不能说明它就有良知，只是表明它有我更愿意称之为预期焦虑的东西——更具体地说，是对惩罚的害怕预期。这很可能是条件反射作用的结果，它与良知无关。因为真的良知与害怕惩罚的预期无关，只要一个人仍然受到对惩罚恐惧或者奖赏希望的驱使——或者出于安抚超我的愿望——良知就还没有发话。

康拉德·洛伦兹[②]在谈到道德类似物（动物身上类似人类

---

① 1886-1968，瑞士新教神学家，二十世纪最伟大的神学家，代表作为《教会教义学》。——译者注

② 1903-1989，奥地利心理学家、生理学家、动物心理学的创始人，1973年获诺贝尔生理学奖。——译者注

的行为）时非常谨慎。相比之下，还原论者不承认这两种行为之间存在质的区别。他们完全否认存在一种独特的人类现象。他们这样做并不是如人们所说的那样基于经验，而是基于先验的否定。他们坚持认为，人身上没有什么是动物身上找不到的。或者换一句著名的格言说，人的生命是虚无的，动物的生命是虚无的（nihil est in homine, quod non prius fuerit in animalibus）。这让我想起一个关于拉比的笑话。两个教区居民来向他讨教，一个人争辩说另一个人的猫偷吃掉五磅黄油，另一个人认为他的猫不喜欢黄油。"把猫给我捉来，"拉比命令道。他们把那只猫带来。"现在给我拿秤来，"他接着说。他们给他拿来秤。"你说猫吃了多少磅黄油？"拉比问道。"五磅，拉比，"那人回答说。于是拉比把猫放在秤上，信不信由你，正好五磅。"现在我有了黄油，可是猫上哪儿去了？"他从一个先验的假设开始，如果有五磅，那一定是五磅黄油，但是对于还原论者来说，情况不一样吗？他们也是从一个先验假设开始，即如果人身上有什么东西，那么一定可以用动物的行为来解释。最终他们在人类身上发现了条件反射、条件反射作用、先天释放机制及他们一直在寻找的其他任何东西。"现在，我们有了它，"他们像拉比一样说，"但是人在哪里呢？"

　　我之前说过了，良知是一种人类现象，因此不能以还原论的方式来对待——也就是说，在类人的层面上，无论是以纯粹的行为主义还是以心理动力学的观点来对待。一种源于良知压抑的神经症，也绝不能单纯按照行为主义或者心理动力学的概念来治疗。有个发表出来的"存在主义抑郁症"[52]案例，通过一种叫"思维停止"的行为—治疗技术进行治疗。由于"消极的自我评价"，患者对自己产生了消极的想法。"既然他的抑郁症被认为是'存在主义的'抑郁症，那么可以公正地认为是他的良心导致了他对自己行为的消极反应，甚至出现了反复的自杀行为。"由此可以得出结论，"通过思维停止方法来处理消极思想"相当于对良知的压抑，马丁·海德格尔教我们将其视为一种有线的存在监视器（我做了高度简化）。

下面这个陈述是精神分析而非行为矫正诱发的良知压抑的案例。

从1973年夏天以来，我一直受雇于圣迭戈的两个精神病医生，担任助理心理分析师。在我的指导讨论会上，我经常不认同我的老板试图教我的精神分析理论。然而，由于他们的态度非常专横，我害怕说出自己的相反观点。我害怕自己可能会丢了工作。因此我在很大程度上压抑了自己的观点。经过几个月的自我压抑，我开始在指导讨论会上感到焦虑，开始接受一些朋友的治疗帮助。然而，我们的成功却使焦虑问题恶化了；我们除了以某种精神分析的方式处理这个问题外，还能做什么？我们试图揭开我早期的创伤，正是这些创伤导致了我和老板之间的移情焦虑。我们研究了早年与父亲之间的关系等等，但毫无所获。因此，我渐渐发现自己处于一种过度反省状态，我的情况变得越来越糟糕。在我的指导讨论会上，我的焦虑达到了很严重的程度，以至于不得不向精神病医生提到这件事。他们建议我找个心理分析导向的心理治疗师进行个人治疗，来了解这种焦虑的隐蔽含义。由于负担不起如此专业的帮助，我和我的朋友们加大了努力，来揭示我焦虑的深层隐蔽含义，我的情况变得更糟糕了。我经常发作极度焦虑症。我的康复始于1974年1月8日聆听弗兰克尔博士的课程"活出生命的意义"。我听到弗兰克尔博士谈到当一个人试图从精神分析的角度揭开真实反应的面纱时所遇到的困难。在那次4个小时的课程中，我开始明白我接受的治疗如何加剧了我的问题：几乎是医源性神经症。我开始意识到，是我自己在指导讨论过程中的自我克制引起了焦虑。我与那两位精神病医生的分歧以及我对表达这种分歧的恐惧导致了我的反应。我很快就结束了这种治疗，而且对自己这样做感觉好多了。然而，真正的变化出现在我参加的下一场指导讨论会。期间，我开始表达自己的观点以及跟精神病医生的分歧，而这次我是真正感觉到了这种分歧。我不再担心失去工作，因为我内心的平静远比我的工作重要。当我开始在这次讨论会上表达自我时，我立刻感到焦虑开始减轻。在过去的两周里，我的焦虑减轻了90%。

所以，良知是一种人类现象。然而这可能是一种非常人性化的现象。它不仅会引导我们找到意义，还可能使我们误入歧途。这是人类境况的一部分。良知可能出错，我没法确定我的良知是对的，而另一个人告诉他一些不同的事情的良知是错的，或者反过来说是对的。并非不存在真理：真理是有的。只能有一个真理。但没有人能绝对肯定是自己获得了这个真理。

因此，人只能坚守自己的良知，尽管在临终前，他都永远不知道这是否是良知向他传达的真正意义。正如戈登·奥尔波特如此漂亮地说的那样："我们可以同时半确定半全心全意。"[53]

意义指的是独特的状况以及面对这些状况的同样独特的人。与意义不同的是，价值观或多或少是通用的，而意义是独特的，因为价值观为某批现有人口中的部分人群整体所共有。我甚至想把价值观定义为意义的普遍性。然而，价值观也会发生变化，甚至会受到当前传统之腐朽的影响。（毕竟，这种文化氛围会在个人层面上折射和反映在无意义的感觉、内心的空虚以及我描述和称之为存在空虚的东西中。）传统和价值观正在分崩离析。但意义并不是——也不能——通过传统来传递的，因为与价值观不同，价值观是普遍的，意义却是独特的。因此，意义通过个人良知来传递，并积淀到人的意识中。

在我们这样一个充满无意义感的时代，教育不应该局限于传递传统和知识，应该将主要任务放在完善个人良知上——尽管传统和价值观正在式微，但是个人的良知仍然是个人发现意义的唯一能力。换句话说，只有找到独特的意义，人才能抵消通用价值的崩溃。在一个在许多人眼中摩西十诫已经失去其无条件有效性的时代，人必须具备倾听和服从在生活面临的一万种情况中隐藏的一万种要求和命令的能力。正是这些要求被警觉的良知揭示给他。只有这样，凭借警觉的良知，他才能抵制一开始就暗示的生存空虚的影响，即因循主义和极权主义。

医生不能给患者以意义。教授也不能给他的学生以意义。[54]然而他们可以给出一个范例，个人去寻求真理的存在主义的范例。事实上，生命的意义是什么，这个问题的答案只有从一个人的整个生命存在出发才能给出，而一个人的生命本身就是对其意义问题的答案。换言之，道德不仅要被本体化，还要被存在化。

逻各疗法的宗旨是，人性是建立在人的责任感上的。[55]人有责任实现生命的意义。做一个人意味着要对生活境况做出反应，回答它们提出的问题。作为一个人意味着要回应这些呼唤——谁在发出呼唤？人要对谁负责？这些问题不能用逻各疗法来回答。这些问题必须由患者来回答。逻各疗法只能提高患者对其责任的内在意识，而这一责任包括回答如何解释其人生的问题；也就是说，是根据有神论还是无神论的路线来回答。

由此可知，逻各疗法"与权威主义根本就相去甚远"，最重要的是，它相当于"接管患者的责任，贬低患者的人格"[56]。相反，逻各疗法可以定义为责任教育[57]。然而，我要说，现在责任必须界定为选择。我们生活在一个富裕的社会，这不仅指物质产品上的富裕，也包括各种各样的刺激。我们受到大众传媒的轰炸。我们受到性刺激的轰炸。最后，但并非最不重要的是，这种信息爆炸代表了未来，这是新的富裕。成堆的书籍和杂志堆在我们的桌子上。除非我们希望陷入完全（不仅仅是性）的泛滥，否则我们必须在重要和不重要之间做出选择。我们必须变得挑剔和有所鉴别。

在 1967 年由哥伦比亚大学师范学院高等教育研究所主办的大学校长会议上，我这样结束自己的演讲，我说："此刻我在这里大胆地预测，一种新的责任感将汹涌而至。"[58] 这种责任感的上升在年轻人中尤为明显。我在 1960 年代的抗议运动中，看到了它最初的迹象，尽管我不得不坦率地承认，这种抗议最好被描述为反考试要更准确，因为它不是为了某件事而是为了反对某件事而斗争。然而这是完全可以理解的，因为年轻人被困在存在空虚中，他们不知道有什么东西值得为之奋斗，却有那么多东西需要反对。然而我确信他们迟早会提出积极的具有建设性和创造性的替代方案。毕竟，许多任务都在等待着他们完成。他们只需要拓宽视野，并注意到在他们周围有许多需要实现的意义，这必将带来并产生一种共同责任感。我记得在加拿大，有学生在绝食，公民受邀为学生不吃饭的每个小时支付一定的费用。学生们把钱寄给了比夫拉①。与此同时，维也纳下了许多雪，劳动力短缺，因为很少有人愿意从事铲雪的体力劳动。维也纳大学的学生自愿做了这项工作，并把收到的钱寄给了比夫拉。在这些例子中，我们看到全球范围内对他人的关注与日俱增，全世界的团结感与日俱增。

逻各疗法强调责任，这不仅唤醒了患者日益增强的自身责任意识，也排除了治疗师的道德说教。逻各疗法既不是教学也不是说教。正如罗洛·梅②所说，逻各治疗师"不会为患者提供他的目标"[59]。如果他这样做过，他就不是逻各治疗师。毕竟被 F. 戈登·普莱恩描述为"首先而且最重要的是个道德家"[60]的不是逻各治疗师而是精神分析师。被 E. 曼瑟尔·帕蒂森定义为"一项道德事业，其核心关切是道德"[61]的是精神分析而不是逻各疗法。逻各治疗师让患者决定什么是有意义的、什么是没有意义的，或者因此也可以说，什么是好的、什么是坏的。然而这种对价值判断的戒绝并不是被普遍接受的原则。权且当作换个说法，容我引用行为疗法的一位代表人物 L. 克拉斯内尔的话，他说："是治疗师决定什么是好的行为和坏的行为。"[62] 约瑟

---

① 尼日利亚东南部的一个地区。——译者注

② 1909-1994，美国存在主义心理学家、最早把欧洲存在主义心理学思想介绍到美国，开创了美国存在分析学治疗，主要作品有《爱与意志》，《存在：精神病学与心理学中的一个新概念》。——译者注

夫·沃尔普和阿诺德·A. 拉扎拉斯"出于理性的原因不会放弃对患者宗教信仰的攻击，如果这些信仰是其痛苦来源的话"[63]。

事实仍然是，精神病医生无法向患者展示，在特定情况下意义是什么。但是，他很可能会向患者展示，肯定存在那么一种意义。正如我们将看到的，生命不仅对每个人都有意义，有独特的意义，而且它不会放弃这种意义——会一直保留到一个人生命的最后一刻，乃至咽下最后一口气之前。在任何情况下，患者都会看到自己生命的意义。总而言之，他会逐渐并且最后完全意识到生命的意义是无条件的。

我们在这里要开始讲的不是对事实的价值判断，而是关于价值的事实陈述。我们所从事的是价值评估过程的现象学分析，因为只要一个街头普通人（他还没有接受过还原论的灌输，无论是在美国校园还是在进行分析的沙发上）开始寻找自己生命的意义，他就在进行这种分析。街头这种没有偏见的行人不会认为自己是自我、本我和超我互相冲突的说辞的战场，也不会认为自己是条件反射作用或者冲动和本能的棋子与玩物。凭借我所说的前反思的本体论的自我理解，或者我所谓的"心的智慧"，他知道作为人有责任实现某种特定生活情境中固有的潜在意义。更为重要的是街头普通人知道，意义不仅存在于创作一件作品和从事某个行动中，不仅存在于遇到某个人和体验某件事中，而且存在于必要时他勇敢面对苦难的方式中。

正如我们所看到的，街头没有偏见的普通人、不带偏见的分析能够揭示他实际上是如何体会到价值观的。这样的分析是现象学的，因此它避免任何先入为主的解释模式，避免按照特定的灌输路线，将各种现象强行纳入宠爱的概念的普罗克汝斯忒斯之床，这种宠爱的概念包括"深层心理动力"或者"可操作的条件反射作用"。

对街头普通人的现象学分析产生出大量一手经验数据，基于这些数据最终可以推导出一个完整的价值论。具体而言，可分为三组主要的价值观。我把它们分成创造性、经验性和态度性价值观。事实上，只有在这种价值三分法的基础上，生命的无条件意义价值才能得以坚持。只有通过态度性价值观，甚至人类存在的这些消极、悲剧性方面，或者我所说的悲剧三要素——痛苦、罪过和死亡，它才可能转化为积极和创造性的东西。作为无助的牺牲品，人类陷入绝望的境地，面对无法改变的命运，人类仍然可以让自己的困境转化为人性层面的成就和成果。因此人类可以见证自己最大的潜力，即将悲剧转化为胜利的能力。鲁克塔克[①]曾经说过："衡量一个人的标准是他在不幸中的承受能力。"

逻各疗法可以说是三关注疗法，它关注人类存在的三个基

---

① 46—120 年，希腊传记文学家、散文作家，传世之作为《希腊罗马名人传》。——译者注

本事实：追求意义的意愿，苦难中的意义，意志的自由。关于最后这项要说明的是，人的选择自由不仅关系到选择自己生活方式的自由，而且关系到选择自己死亡方式的自由。

逻各疗法强调不可避免的痛苦的潜在意义与受虐狂无关。受虐狂意味着接受不必要的痛苦，但我明确提到"无法改变的命运"。那些能够改变的就应该改变。请允许我用一则广告来说明这一点，这条广告用以下诗句表达：

> 不要着急，冷静地承受
>
> 命运强加给你的；
>
> 不要轻言放弃：
>
> 转身向罗森斯坦求助（644W.161 St.）！

这种对街头普通人心灵智慧的现象学分析，揭示出人们对创造性、经验性和态度性价值观的认知。此外，人们还知道态度性价值的排名高于创造性价值和经验性价值；换句话说，人们也知道它们的等级。需要赞扬的是，伊丽莎白·卢卡斯提供了统计证据，证明街头普通人充分意识到价值观的三分法及其等级。卢卡斯博士的研究基于从 1 340 名受试者那里获得的计算机处理数据。

基于詹姆斯·克伦博开发的 PIL 测试的几个研究项目，提供了生命无条件有意义的经验实证和确认。托马斯·亚内尔对40 名现役空军和 40 名男性精神分裂症住院患者进行的研究表明，"人生目标测试的分数与年龄和智商无关"。[64] "这符合克伦博的发现，即 PIL 分数和教育水平之间没有相关性。无论年龄、智商和教育水平如何，生命都可以被认为是有意义的。"因为生命的意义无论就外在条件还是内在条件而言都是无条件的。捷克斯洛伐克布尔诺大学心理系的 S. 克拉托奇维尔和普拉诺娃在他们的研究中发现，生活中恶劣的处境也许根本不会从存在的意义上挫伤一个人，而是取决于一个人的价值体系，而且，取决于一个人是否意识到，如果需要的话，态度价值是一种值得实现的潜在意义。[65] 至于内在条件，简·拉奇一方面表明"有着各种个性特征的个体，可能会体验到生命的意义"，另一方面，没有任何个性特征可以确保抵挡存在空虚 [66]。范德比尔克大学的约瑟夫·杜尔拉克发起的另一项研究发现，生活目标与死亡恐惧之间存在显著的负相关（$r=-0.68$，$p<0.001$）。因此研究结果支持了我的观点，即在生活中有着崇高目标和意义的受试者，倾向于对死亡不太恐惧，面对死亡持更为接受的态度。相比之下，研究承认，生活中没有多少目标和意义的受试者表现出对死亡的恐惧程度较高。似乎最重要的是，对无条件的生命意义的认识，甚至不依赖于我们是否信教。杜尔拉克说："对上帝和死后未来存在的信仰，似乎解释不了人们对生死的不

同态度。"[67]

这与奥古斯丁·梅耶的发现完全一致。他的研究"表明受试者的教育背景和宗教派别与 PIL 平均值的变化无关"[68]。莱昂纳德·墨菲已经"找到证据表明，选择上帝作为人生目标的人和选择另一个人作为人生目标的人，在 PIL 上的分值没有显著差异。两组受试者都为自己的生活找到了同样的意义"[69]。然而，在梅耶的研究中，受试者来自 5 个不同的宗教派别，他的论点是，"无法找到证据表明受试者在以不同宗教信仰为基础的 PIL 分值上存在差异"。这个论点支持我的观点，即不同宗教派别体验过的上帝，可以给予受试者同等的意义。此外，梅耶找到证据表明，性别和 PIL 不是相关变量。梅耶认为，他的研究证据"支持弗兰克尔的观点，即所有的人都同样能够找到相似强度的意义"。更具体地说，梅耶研究的证据表明，"13~15 岁年龄组尤其接受经验性价值，45~55 岁年龄组，似乎从创造性价值的实现和发现中获得生活的意义，65 岁及以上年龄组从态度性价值的发现和实现中获得生活的意义"。[70]

我们精神病医生既不是老师，也不是传教士，但必须向街头普通人学习，从他们的前反思的本体论的自我理解中学习，作为人意味着什么。我们必须从他们的心灵智慧中学习，作为人意味着要不断面对各种境况，每一种境况都既是机遇又是挑战，即通过迎接挑战实现自我从而实现其意义。每种境况都是一种呼唤，先要倾听，然后再去回应。

在我看来，把这种心灵智慧转化为科学术语是现象学的任务。如果道德要存续，它们不仅必须经过本体论和存在论处理，而且必须进行现象学处理。这样街头普通人就成了真正的道德导师。

让我引述一段话来说明，芝加哥大学比林斯医院举行的研讨会的一份记录写道："不是从一个单面玻璃后面所见，医科学生、社会工作者、护士、助手、牧师和见习牧师们实际观察到，那些患有最容易致命的疾病的患者开始跟死亡达成谅解。从完全真实的意义上讲，患者才是导师——用他们跟生命终结有关的亲身经验来教导人们。"[71]

事实上，在面对死亡和痛苦时，街头普通人会有一种实现的满足感。为了说明这一点，让我再次拿出英文初版（1975）前言中提到的那封信，那是巴尔的摩县监狱的一名囚犯发出的一封信。这是一个"经济上破产了，身陷囹圄"的男人，但是即便在如此悲惨的生活中也找到了生命意义之后，他"与自己和整个世界完全和解了"。他用这样的欢呼来结束这封信："生活是多么美好，我拥抱今天，焦急地等待明天。"

前反思的本体论的自我理解实际上由两个方面构成："对存在的前逻辑理解"和"对意义的前道德理解"。但是，在某些情况下，这两方面都受到了压抑。两者都与还原论人生哲学中的灌输不相容，这导致了虚无主义，而对虚无主义的反应则是犬儒主义。我曾经不得不接手一位杰出的精神分析学家的治疗，他因虚无主义而患有严重的抑郁症。很难帮助他找到一条通往存在主义基础的道路，以便在此基础上价值的方向和愿景可以再次为他所用——之所以不为他所用，因为他自己就是方向和愿景。存在和意义有一个交融点。毕竟，这就是为什么对意义的前道德理解根植于对存在的前逻辑理解，然后两者融合到前反思的本体论的自我理解中。

即使在顽固的实证主义者心中，心灵的智慧也可能取代大脑的知识，并为通过对痛苦的潜在意义来认识生命的无条件意义留出余地。我甚至无法从这里排除虚无主义者。"这很奇怪，"加利福尼亚伯克利大学的一个心理学研究生在给我的信中写道，"虚无主义者们先会嘲笑你经受痛苦来寻找意义的概念，最终他们的眼泪会融化掉他们。"

显然，尼古拉斯·莫斯利写的是对的："现在，有一个话题在某种意义上像曾经谈论性那样是禁忌的，那就是谈论人生，好像人生有什么意义似的。"[72] 因此，逻各疗法正面临某些阻力是可以理解的。它不再面对和关注本能和性方面的挫折与压抑，而开始面对寻求意义的意愿遇到的挫折——以及随之而来的压抑。不是厄洛斯而是逻各斯才是压抑的受害者。一旦寻求意义的意志被压抑，意义的存在就无法再被感知到。

逻各疗法的目标是解放寻求意义的意志，帮助患者看到生活的意义。然而，在这样做的过程中，它又依赖于对前反思的本体论的自我理解的现象学分析。它是从患者于心灵智慧和潜意识深处所知道的东西中借来的。借助逻各疗法，这样的知识被带到意识的表面。如果我认为**现象学**意味着把心灵的智慧**翻译**成科学术语，那么我现在就可以添加另一个定义：**逻各疗法**意味着把心灵的智慧**重新翻译**成简单易懂的文字，翻译成街头普通人的语言，以便他可能从中受益。把这样的语言传达给他是有可能的。

让我重述一下 1966 年应普里森监狱长的要求与圣昆廷监狱的毒贩谈话时的情景。我向这些囚犯（这是加利福尼亚州最厉害的犯人）讲完话后，其中一个人站起来说："弗兰克尔博士，你是否可以通过麦克风对阿伦·米切尔说一句话？他可能过几天就会死在毒气室里。死囚牢房里的人是不允许来礼拜堂的，但是你可以特别对他说几句话。"（这是一个令人尴尬的处境，我必须接受这个挑战，说几句话。）我即兴说："米切尔先生，相信我，我理解你的处境。我自己曾经不得不在毒气室生活过一段时间。但同时请相信我，即便在那个时候，我也不曾放弃过我的信仰，那就是生命无条件有意义。因为生命要么有意义——那样的话，即使生命多短暂，它仍然有意义，要么没有意义——那样的话，无论增加多少岁月都只是这种无意义的延续。相信我，即使一直以来毫无意义的生命，也就是被浪费的生命，也许——甚至到了最后一刻——仍然会因为我们对待这种境况的方式而被赋予意义。"然后我就给他讲了列夫·托尔斯泰写的小说《伊凡·里奇之死》的故事——讲述了一个60岁左右的人突然意识到自己将在几天内死去的故事。他借助从这番认识中获得的洞察力，以及认识到自己浪费了生命，自己的生命实际上过得毫无意义，逐渐超越了自己，最终能够以一种回溯的方式让自己的生活充满无限的意义。

从表面上看，这个意思被理解了。如果我怀疑的话，我随后看到的一篇文章会说服我这是真的。5月10日《旧金山报》上刊登了一篇关于阿隆·米切尔的"不同寻常的记者招待会"的报道：

> 他拿出自己打印的一份简短声明开场道："我已经向上帝和州长恳求过了。这是我对人类最后的恳求。原谅我，因为我知道再也不会了。"米切尔在狱警警惕的目光注视下，在监狱会见新闻记者时说："我其实并不指望州长会开恩，我理解他。不管怎么样他都会受到批评，如果他未能代表我行事，批评会轻很多。"这位死刑犯好像比采访他的人还要冷静，他还说他担心自己的极刑可能会开启"通往毒气室的长长的新的队伍"。米切尔注意到外面下着毛毛雨："情况不好的时候总是下雨，下雨意味着上帝

在发怒。"他说他一生中遇到的最重要的朋友，是两个死刑犯看守员，他在监狱里等了那么多年后，这两个看守员出现在他的刑审会上。"我平生第一次看到某人愿意站起来说他认识这个人，他要代表我说句话，"米切尔对记者们说，"我想说的感受是，在我生命的最后几天里，如果你在家，或者在办公室工作，或者在玩耍，你读到这篇报道时，请站起来对自己说，'我觉得我好像认识这个人，他可能是我的朋友'。因为我在临终前感觉需要朋友。"

我们千万不要忽视和忘记，甚至连自己动手实施的逻各疗法，都可能有帮助，甚至会改变专业人士的生活。在此，我想引述几段我最近收到的两封信里的话：

    我一生都从事工程管理，目前我的工资等级肯定排在美国人的前 2% 以上。尽管我的薪水相对较高，担任着要负责任的职务，我却觉得生活有种空虚感。直到最近几年，我的生活才开始变得有意义。逻各疗法显然把我的生活放在恰当的观察角度，从而让我对生活有了一种前所未有的理解。目前我正将自己的职业从工程管理转向临床心理学。我可能不会像现在那样挣很多钱，也不会像现在这样工作上要负责任，但我知道我选择的方向将对我更有意义，且不去管金钱或者地位。

这里受到挫折的寻求意义的意志曾经得到权力"（地位）"意志，加上人们可以称之为"金钱意志"的补偿。此人曾经属于那些有手段——经济手段——却没有意义的人物。然而，一旦他寻求意义的意志被重新唤醒，意义便开始在他身上显现，对金钱（只是达到某种目的的手段，而不是目的本身）的任何过度关心都会消退。第二封信是这样写的：

> 作为一名治疗师，我最初通过训练成为弗洛伊德主义者。弗洛伊德哲学承诺的一切，我都得到了，而且收获颇丰——一座非常豪华的带游泳池的别墅，两部最时髦的轿车，三个健康聪明的孩子，一个美丽可爱的妻子和伴侣，一份带来自豪感和社区认可的职业——但仍然缺少点儿什么。我感觉到那种存在的空虚。我曾经接受把平静状态作为治疗的最终结果。因为我已经在自己的生活中再次确立了新的追求，存在空虚正在消散。接下来的两个月内，我将面临直肠和胃部手术。我没有沮丧，反倒发现自己觉得这种经历会让我成为一个更好的人。被迫减掉 35 磅肯定是其中的一部分。

在这里，如我们所见，意义的重新发现甚至包括态度价值。意义不仅可以即便有不可避免的痛苦，也可以因为有不可避免的痛苦，像绝症之类——比如说无法手术的癌症——而被发现，街头普通人比该领域的专家更容易理解这种可能性。贝弗利山的房地产经纪人弗雷德·哈里斯患有无法手术的双肺癌。1972 年 8 月 14 日《时代》杂志上发表的一篇报道称，哈里斯成立了一个自助项目，借助这个平台，那些或多或少已经适应了自己疾病的癌症患者，可以向其他还没有适应的患者提供咨询。贾德·马尔默正确地指出，这个项目"同样可以治疗正在提供帮助的人，会在帷幕似乎正在拉下的时刻，给他以生活的目标"。[73]

然而，其他研究者却不打算针对其显而易见的价值而予以鼓励。在美国自杀医学会的官方刊物《威胁生命的行为》中，俄勒冈大学的保罗·布拉奇利曾建议想要毁掉自己全身的自杀者可以找个替代方案，比如，献血或捐赠器官给某个为了活命而需要它们的人。你可能会认为，布拉奇利倡导的这种方法很像逻各疗法，它教导人们，自杀可能是由无意义的感觉引起的，预防手段相应地以患者发现生命的意义为前提。但事实并非如此，布拉奇利显然并不认为人类是一种寻找意义的生物。因此他既不能理解人类愿意牺牲一切，如果这种牺牲是有意义的，也不能理解这个建议必然推导的结论，即人类不关心没有意义的生活。一旦我们从个人的视野中排除了人性的维度，如寻找意义的意志这样的人类现象所处的维度，我们就必须构建，更不用说发明冲动和本能来解释"人类"行为——从而认识不到，根据这种解释的本质，人的行为实际上是去人性化的。不用惊奇，布拉奇利是被迫提出"死亡愿望"假设并相信倾向于自杀的患者是死亡愿望的玩物的。可以肯定的是，"如果捐赠者要捐赠一个对自己的生命不重要的器官"，这个愿望"可能会被清除"。"捐肾的人，"布拉奇利指出，"通常会体验到一种持续的满足感——那就是对死亡愿望的满足。"[74] 事实上，我想说，这些人已经发现了生命的意义和生存的理由。然而，一种先验排斥意义和理性的心理学，无法认识到人类现实的自我超越性，必须求助于冲动和本能。每当意义和理性施加的拉力被遮蔽时，有人就会提出冲动和本能推力的假设。[75]

之前，我谈到过奉献带来的有意义的痛苦，这让我想起一个故事，因为很简短，我愿意告诉我的学生，来说明痛苦是如何被赋予意义的。这是一个关于一位内科医生在妻子去世后患上严重抑郁症的故事。我用一段简短的苏格拉底式对话开始，问这位医生，如果他先死了，会发生什么。"妻子该多痛苦啊，"这位医生回答道。这时留给我的回应只有："你的妻子没有遭受这种痛苦，毕竟是你让她免受这种痛苦——这是肯定的，代价是你现在必须活下去并且哀悼她。"与此同时，他又从自己的痛苦中看到一种意义，一种奉献的意义。他仍然有痛苦但不再绝望，因为绝望是没有意义的痛苦。

每次我讲这个简短的故事时，常被人指责把意义和价值观强加给了患者。但事实上这可以证明我所做的其实是从患者身上直觉地推断出街头普通人凭借"心灵智慧"所知道的东西。艾德温·圣施奈德曼提供了与手边这个问题相关的明确的"经验数据"。他向哈佛大学的学生们分发了一个调查问卷，其中就包括这个问题："如果你结婚了，你更愿意比你的配偶长寿，还是更愿意你的配偶比你长寿？"男性们一般选择在妻子死后死去。

插一句，让我们想象一下，某个内科医生的妻子去世了。如果一个思想僵化、举止正统的医疗师不得不处理这种情况，他能对这位医生提供什么样的帮助？让我们看看，"当死亡或其他不可挽回的事件夺去一件珍爱的东西时"，行为矫正专家会给出什么建议。"……应该列个单子，这样个人的努力可以得到系统性的奖励，有时会从打个电话、修剪草坪或洗碗等小成绩开始。治疗师会表扬这些行为，或以其他方式奖励这些行为。过一段时间后会给患者一种相当直接的满足感。"[76] 让我们充满希望吧。

至于无意义感本身，这是一种生存绝望和精神痛苦，而不是一种情绪疾病或精神疾病。然而这绝不意味着我们必须抛弃或废除医疗手段，我们必须做的只是要认清它的范围。在这些范围内，精神疾病根本不是"神话"，但我们必须区分其病因起点所在的不同层次。精神疾病在性质和起源上可能是心理性

（神经症）或者肉体性（精神病）的。但心灵性和（心理）医源性（伪）神经症也存在。最后但并非最不重要的是，存在空虚是存在的。这是某种社会性因素引起的问题，根本就不是神经症。

重要的是将这个观念传达给深受此症之苦的"非患者"。他们应该知道，对生命毫无意义的绝望是人类自造出来的成果，不是神经症，毕竟动物不会关心自己的存在是否有意义。追求生命的意义是人类的特权，人类也有权质疑这种意义是否存在。这种追求是智力真诚和诚实的表现。特别是，质疑生命的意义就是年轻人面临的挑战。然而质疑的勇气应该配之以耐心。人们应该有足够的耐心等待，迟早意义会在人们身上曙光初现。这才是人们应该做的，而不是慢待自己的生命——或者沉溺在毒品中。

出现存在空虚的时候，所有这些观念都应该通过"急救"的方式传达给人类。为了这证明这种急救会有多重要，我想引用阿尔伯特·爱因斯坦的话："认为自己的生活毫无意义的人，不仅不快乐，而且很难适应生活。"没错，生存取决于方向。然而生存并不是至高无上的价值。除非生命指向超越自身的东西，否则生存是没有目标、毫无意义的，甚至是不可能的。这正是我在奥斯维辛集中营和达豪①集中营度过的 3 年时间里学到的教

---

① 德国巴伐利亚州城市，纳粹集中营所在地。——译者注

训，同时战俘集中营的精神病医生也证实了这一点：只有那些面向未来、面向未来目标、面向未来实现意义的人才有可能活下来。

我认为这个思想不仅适用于个人的生存，也适用于人类的生存。因为只有当人们从价值论的角度认识到共同标准——也就是说，在人们认为让自己的生命有价值的事情上的共同标准——时，人们的生存才有希望。因此很明显这个话题可以归结为一个价值论问题：是否有价值和意义可以被人们——以及人类共享？人类可能有共同的价值观和意义吗？

我知道，唯一可以确定的是，人类发展出一神教，即信仰一个上帝数千年后，如果要找到共同的价值和意义，现在必须采取另一个步骤。一神论是不够的，这个不会有作用。我们需要的不仅是对一个上帝的信仰，还必须意识到只有一个人类，意识到人类的统一性。我称之为"一元人类主义"。

我们已经看到，在追求意义的意志中是有生存价值的；但对于人类来说，只有被追求共同意义的共同意志——换言之就是共同的任务意识——团结起来，人类才有生存的希望。本文之前引述过，卡洛琳·伍德·谢里夫报告过一个有关儿童的实验结果，这个实验中儿童的群体攻击性会增强。然而，一旦用从泥潭中拖出一辆马车的共同任务把他们团结起来，这些孩子就会"忘记"去实践他们的群体攻击性。让我们学会这个教训。

然而，我们精神病医生（学家）应该避免涉足我们专业以外的领域。我想说，每个问题，都值得有一个专门的行家来负责研究。那么，为什么不把一些东西留给比如说社会学家呢？我们精神病医生（学家）肯定无法回答每一个问题。在涉及如何治疗困扰我们社会的所有痼疾的问题上，我们是否有处方可以拿出手，这并不是最重要的事。**让我们开始将精神病学人性化，而不是将其神化**，首先，让我们不要把神性属性归到精神病医生（学家）名下。我们精神病医生（学家）既非无所不知也不是万能的，我们只是无所不在，掺和各种研讨会，参与所有的讨论……

逻各疗法不是万灵妙药 [77]。因此逻各疗法在与其他心理治疗方法合作上持开放态度；它对自己的发展是开放的；它向宗教是开放的。这是必不可少的。没错，逻各疗法处理的是逻各斯，处理的是意义。具体说来，我在帮助他人理解生命意义的过程中看到了逻各疗法的意义。但是一个人不能"给予"他人的生命以意义。如果这对意义本身来说是正确的，那么它对终极意义又有多重要呢？**意义越全面越难理解**。无限的意义必然超出有限存在的理解，那就是科学放弃而智慧接管的时刻。

智慧就是知识加：知识——加上对其局限的认识。

第九章

人类对终极意义的探寻 ①

---

① 在 1985 年在德克萨斯州达拉斯举办的美国精神病学会年会的奥斯卡尔·菲斯特奖讲座。

女士们，先生们：

如果一个演讲者来自维也纳，你们当然以为他会像我一样，说话带着浓重的维也纳口音；如果他是一名精神病学家，那么你也会以为此人将言必称西格蒙德·弗洛伊德来开始他的演讲。为什么不会呢？

我们所有的人都从他那里学会，从人身上看到人的本质是追求快乐。毕竟，是弗洛伊德引进了**快乐原则**的概念，而与现实性原则的共存绝对与他把寻求快乐作为人类主要动机的假设并不矛盾，因为正如他反复指出的，现实性原则仅仅是快乐原则的延伸，仍然服务于后者的目的，后者的目的仍然是快乐，"而且除了快乐什么都没有"。

但我们不能忽视和忘记快乐原则本身——同样根据弗洛伊德的观点——不过是一个更全面原则，即**内稳态原则**（Cannon，

1932）的仆人，这个原则的目标是为维持或恢复内在平衡而减少紧张。

然而，在这样一个人的形象框架中缺少的是人类现实的基本特征，我已经称之为自我超越性。因此我想指出一个根本事实，即作为人总是要联系并指向除自身以外的其他事物——更准确地说，指向某物或某人。也就是说人并不关心任何内在状态，不管快乐还是内部平衡，他总是面向外面的世界，在这个世界里，他感兴趣的是要实现的意义和他人。通过我所说的前反思的本体论自我理解，他知道他正在精准地让自己现实化，达到忘却自己的程度。他通过献出自己而忘却自己，无论是通过服务于比自己更高的事业，还是通过爱自己以外的人。事实上，自我超越是人类存在的本质。

似乎维也纳两大经典心理治疗学派中的第二大学派——阿德勒心理学——也没有给自我超越以足够的称颂。它主要认为人试图克服某种内在状态，即试图通过培养追求卓越感来摆脱自卑感——这个概念大体上与尼采的权力意志差不多。

只要动机理论以"快乐意志"（就像我们可以重新命名弗洛伊德的快乐原则一样）或阿德勒的追求卓越为轴心，就说明它是所谓"深层心理学"的典型代表。但是，考虑到人的心理的所谓"更高期望"，即人们不仅追求快乐和权力，同样追求意义，"高级心理学"（Frankl，1938）又如何呢？早在1904年

（！），奥斯卡尔·菲斯特 [1] 就建议朝这一方向前进。他指出，"更重要"（与深层心理学相比）的"是认识我们本性的精神高度，这种本性与其本能一样强有力"。

的确，高级心理学并不是深层心理学的替代品，它只是一种补充（肯定是一种必要的补充）；但它确实关注的是特定的人类现象——其中包括人类寻求并实现其生活意义的欲望，或者在人类面临的个人生活处境中寻找意义的欲望。我用动机理论术语即意义的意志，描述了所有人类需求中最人性化的需求（Frankl，1949）。

如今人类追求意义的愿望在世界范围内遭到挫折。人们前所未有地被无意义的感觉所困扰，而这种感觉往往伴随着空虚感——或者我习惯性称呼的"存在空虚"（Frankl，1955）。它主要表现为厌倦和冷漠，而厌倦表明对世界失去兴趣，冷漠表明缺乏在世界上做事情的主动性。

关于存在空虚的现象学就说这些。它的流行病学又怎么样呢？让我严格限制自己随机挑选一段话，你可以在欧文·亚隆 [2]（1980）写的一本书中找到这段话："在连续 40 名申请到精神科门诊治疗的患者中，30% 的患者在自我评估、治疗师或独立评判者的判断中，存在一些严重的涉及意义的问题。"就我自己而

---

[1]　1873-1956，瑞士精神分析学家，神学家。——译者注
[2]　1931 年出生于美国，著名心理学家。——译者注

言，我并不认为每一例神经症，更不要说精神病，都可以追溯到无意义的感觉，我也不认为无意义的感觉必然导致精神疾病。换句话说，不是每一例神经症是"心灵性"的精神病（Frankl，1959），也就是说，从存在空虚中引发出来；相反，不是每一种存在空虚都会致病，更不用说一切都会致病。我更愿意将其看作是人类独享的特权，不仅要寻求生命的意义，还要质疑这种意义到底是否存在。没有其他动物会问这样的问题，即使是康拉德·洛伦茨实验用的聪明的灰鹅也不会问这样的问题，但人类确实会问。

在某种程度上，存在空虚，很可能被认为是一种社会性神经症。毫无疑问，我们的工业化社会致力于满足人类的所有需求，而它的伙伴——消费社会甚至致力于创造前所未有的新的需求来满足；但是人类最大的需求是在我们的生活中找到并实现一种意义——这种需求的满足遭到这个社会的挫败。随着工业化的发展，城市化倾向于把人从传统中连根拔掉，并让人与传统所传递的价值观疏远。可以理解的是，尤其是年轻一代，最容易受到由此产生的无意义感的影响，经验研究可以证明这一点。更具体地说，诸如成瘾、攻击性和抑郁等现象，归根结底源于徒劳感。且让我再次精确地引述一个数据：在斯坦利·克里普内研究的吸毒者中，100%的人认为"事情看上去毫无意义"。

　　　　　　　　　　　活出生命的终极意义　▶

在对所有这些时代精神的病理学经过几番瞥视之后，现在该问问我们自己了：意义是什么意思？这里完全是在"脚踏实地"的意义上使用这个词，因为它指一种具体境况对一个具体的人意味着什么。至于对意义的认知，我想说，它介于某种遵循马克斯·维特海默的理论的格式塔认知以及按照卡尔·布勒的概念所谓的"啊哈"①体验之间。库尔特·莱温以及马克斯·维特海默（1961）分别提到过特定情景下固有的"要求特征"和"要求性质"。事实上，我们面临的每一种生活情景，都会对我们提出要求——我们必须通过对特定情景做点什么来回应这个问题。因此，意义感知不同于格式塔感知的经典概念，后者可归结为突然认出某个"底色"上的"形象"，而我认为意义感知可以定义为突然意识到现实背景下的某种可能性。

不用说，我们精神病医生无法告诉患者某种境况对他意味着什么，更不可能告诉他应该在哪里看到他整个生命的意义。但是，我们可以向他展示，哪怕到生命的最后一刻，到我们还剩最后一口气，生命永远不会停止为我们提供意义。我们要感谢不少于 20 名研究人员，因为他们——他们的研究严格基于经验基础！——让我们确信，无论性别、年龄、智商、教育背景、性格结构、环境如何，最重要的是，无论是否信仰宗教，如果信仰宗教，也不管人们可能属于哪一种宗教，人们都能够

---

① 表示得意、愉快、惊讶。——译者注

在生活中找到意义。我在这里指的研究人员是布朗、卡斯辛亚尼、克伦姆、丹萨特、杜尔拉克、克拉托奇维尔、莱文森、卢卡斯、伦塞福特、梅森、梅耶、墨菲、普拉诺娃、波皮尔斯基、里士满、罗伯茨、鲁奇、萨莉、史密斯、亚内尔和扬的工作（Frankl，1985a）。

由此可以推断，在任何情况下，即使在可以想象得到的最糟糕的情况下，生命都必然有意义。但是我们该如何解释这个与普遍存在的无意义的感觉如此矛盾的发现呢？好吧，让我们调查一下街头普通人是如何找到意义的，结果就是，通向实现意义的途径有三条：第一，做一件事或创作一件作品；第二，经历某事或遇到某人；换句话说，意义不仅可以在工作中找到，也可以在爱情中找到。然而最重要的是第三条途径：面对我们无法改变的命运，我们被要求通过提升自己和超越自我来充分地利用命运。一句话，通过改变自己来利用命运。这同样适用于"悲剧三要素"的三个组成部分：痛苦、罪过和死亡——因为我们可以将痛苦转化为人类的成就和成果；从罪过中引出向更好的方向改变的机会；在生命的短暂中看到采取负责任行动的动机（Frankl，1984a）。

说到痛苦，让我引述一位德国主教（Moser，1978）的书上提到的这个事件：

第二次世界大战后几年，一位医生给一个犹太妇女做检查。她戴着一只用镀金婴儿牙做的手镯。"挺漂亮的一只镯子，"医生说。"是的，"女人回答说，"这颗牙是米里安的，这颗牙是艾瑟尔的，这颗牙是萨缪尔的……"她根据年龄说着女儿和儿子的名字。"9个孩子，"她补充道，"他们都被带进毒气室。"医生震惊之余问道："你怎么能戴着这样一只手镯生活？"这位犹太女人平静地回答："我现在负责以色列的一家孤儿院。"

正如你所看到的，意义甚至可能从痛苦中被挤出去，而这正是为什么无论发生了什么，生命仍然有其潜在意义。但这是否可以说痛苦对于找到生命的意义是必不可少的呢？绝不是。我只坚持意义是可以获得的——哪怕面临痛苦——而且，甚至通过痛苦——当然，条件是我们不得不应对不可避免的痛苦。如果痛苦是可以避免的，要做的有意义的事情将是消除痛苦的原因，无论是心理的、生物的还是社会的原因。不必要的痛苦将是受虐狂式的而非英雄主义的痛苦。

当我开始讨论意义的意义时，我所谓的意义是某种"脚踏实地"的东西。然而不可否认的是，也存在某种"高入天堂"的意义，可以这么说；那是某种终极的意义：一种整体的意义，一种"普遍的"意义，或者至少可以说是一种一个人整个生命的意义；无论如何，这是一个长久的意义。我并不认为这值得一个精神病医生——或者，就此而言，任何科学家——基于某种先验的理由去否认这样一个长久意义的存在。打个比方，想想一部电影：它由成千上万张单独的照片组成，每一张都有意义，带有某种意义，但是在最后一帧映现之前，整部电影的意义是看不见的。另外，如果我们不先了解它的每个组成部分、每张单独的照片，我们就无法理解整部电影。生命不也是这样吗？生命的最终意义难道不也只有在它的末尾，到了死亡的边缘才显示出来吗？如果显示的话。这种最终的意义，难道不也取决于每一种境况的潜在意义，是否已经实现到每个个体的知识和信念的最佳程度吗？

然而，一旦我们开始处理一种整体的意义，我们很快就会遇到一个原则，这个原则我想表述如下：**意义越全面，它就越不容易理解**。同时，如果它涉及**终极意义**，那就必然是无法理解的。"想想一只可怜的狗，人们正在实验室里进行活体解剖，"威廉·詹姆斯（1897）在哈佛基督教青年协会发表讲话时说：

> 在整个这件事情中，它看不到一丝救赎之光；然而所有这些看似邪恶的事件，往往都是由人类的意图操控的。如果它可怜的愚昧心灵只要瞥一眼这些意图，那么它心中所有的英雄主义的东西都会虔诚地默许。仰面躺在案板上，它可能在发挥一种作用，这种作用高得无法算计，比任何成功的犬类生活所认可的都要高

得多。然而在整个操作中，这种作用仍然是绝对超出其认知范围的部分。不妨由此转到人类的生活。尽管我们只看到我们的世界和这个世界中狗的世界，但是，仍然存在一个囊括这两个世界的更广阔的世界，就像我们看不见这个更广阔的世界，狗也看不见我们的世界。

我想说威廉·詹姆斯在这里所做的是某种推断。我为自己做了一些类似的事情而感到自豪——那时我并不知道詹姆斯早已开创了先例——有一次我走进医院门诊的一个房间，我的一位医生同事正在上演一场心理剧。一个男孩 11 岁时死亡，他母亲在一次自杀未遂后被收治。同事讲了这个故事：

> 儿子死后，只剩下她和另一个严重残疾的大儿子在一起。这个可怜的男孩不得不坐在轮椅上四处活动。母亲要抗拒自己的命运。但是，当她试图跟大儿子一起自杀时，儿子却阻止了她，让她不要自杀，他热爱生活！对他来说尽管自己有残障，生活仍然有意义。为什么母亲就不能这样呢？她的生活怎么还能有意义呢？我们怎么样才能帮助她意识到这一点呢？我即兴参与了这样的讨论并向整个小组做了发言。我询问患者们，一只被用于研制脊髓灰质炎血清的猿猴，由于这个原因，一次又一次地被刺穿，它是否能够理解这种受难的意义。小组的人一致回答说当然不

会；由于智力有限，它无法进入人类的世界，这个唯一可以理解其受苦意义的世界。然后，我提出这个问题："那人呢？你们确定人类世界是宇宙演化的终点吗？难道不可以想象还有另一个维度，一个超越人类世界的世界；在这样一个世界里，人类受苦的终极意义问题会找到答案吗？"（Frankl，1984a）

我刚才提到"另一个维度"，同时指出理性和智力无法理解它。同样，它必然会逃避任何严格的科学方法。难怪，科学所描述的世界缺乏终极意义。然而这是否意味着世界没有终极意义？我认为这只是表明科学对终极意义视而不见，终极意义被科学掩盖了。然而这种情况绝不能使科学家有权否认可能的终极意义确实存在。科学家本身将自己限制在某个他从现实中切割出的"横截面"内是完全合理的，很可能在这个横截面内找不到任何意义。但他应该知道其他横截面的存在也是可以想象得到的。

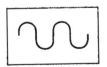 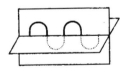 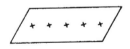

试想一个水平面，上面有 5 个孤立断开的点，它们之间没有有意义的连接。这些点应该被当作事件的象征符号，至少

乍看起来好像是"纯粹随机的，完全随机的"。这里用了杰奎斯·莫诺德在他的《偶然与必然性》这本书里讲到突变现象时用的词语。这些突变所占的比例不超过或少于进化现象：他认为这些是随机事件，也就是说事件背后没有任何意义。但是让一个垂直面与水平面这样正相交，这5个点被证明处在同一条曲线上，这条曲线处于跟水平面相交的垂直面上，那会怎么样？我们突然意识到这5个点之间确实存在关联，只是它隐藏在一个不同的维度中。那么，在那些乍看好像多少有些随机的事件比如突变现象之间不也可能存在着一种有意义的关联吗？只要我们不再长久地把视野限制在生物层面，而是通过将下一个更高的维度纳入我们的视野，来开阔我们的视野，我们会立即认识到，这里极可能也存在某种"更高"或"更深"的意义，尽管它没有呈现在较低维度中——完全就像那条曲线的"更高"或者"更低"部分，在水平面上察觉不到它们。

事实仍然是，并非所有的事物都可以根据意义来解释。但是现在至少可以解释为什么这必然是不可能的。至少仅从智性角度来讲是不可能的。剩下的就是非理性的部分。但是那些"不可知的"不一定是不可信的。事实上，在知识放弃的地方，火炬传递给了信仰。诚然，从理智上看，不可能发现一切最终都是无意义的或者一切背后都有终极意义。然而，如果我们不能从理智上回答这个问题，我们完全可以从存在主义的角度回答。当理智认知失败时，我们就应该做出存在主义的决定。面对同样可以想象的事实，即每件事都是绝对有意义的，每件事都是绝对没有意义的，换句话说几个天平刻度同样高，我们就必须把自身存在的重量抛到其中一个天平上。正是在这里，我看到了实现我的信仰的用途，与人们倾向于假设的相反，即相信根本不是某种思考减去被思考对象的现实性，而是某种思考*加上某种东西*，即加上做这种思考的人的*存在性*。

面对"不可知的"事实，大街上的男男女女究竟是如何处理的？或者为了回答这个问题，让我换个问法：你曾站在舞台上吗？如果站过，你可能还记得，在角灯和聚光灯的照射下，你看到的前方完全是一个"黑洞"，而不是任何诸如观众之类的东西，但你仍然"相信"观众的存在和在场，不是吗？好的，我们地球上的部分人也是如此，不管这部分人数量有多少；他们同样仍然相信……由于被日常生活的琐事蒙蔽了双眼，他们用各种符号填满这个"黑洞"。就像男演员或者女演员，他们在扮演自己的角色之前是看不到观众的——同样，人类也渴望读懂、沉浸到并且"看透"他们面对的那个虚无——某件东西或者确切地说某个人。说句开玩笑的话，他们信奉存在主义的核心原则。这个原则我想概括如下：虚无就是真正的虚无。这就是说某个终极存在——与终极意义平行——或者简单地说，上帝，并非他物，而是存在本身或者存在（马丁·海德格尔用大写字母表示）。由此可知，你不能简单地把终极存在跟普通事物放在同一个平面上，除非你愿意犯一个小男孩会犯的谬误。这个小男孩曾对我妻子说，他知道自己长大后会成为什么样的人。她问会是什么样的人。小男孩回答说："我要么会成为马戏团坐在飞毯上的杂技演员，要么就是上帝。"他对待上帝的态度就好像上帝不过是众多职业中的一种而已。（Frankl，1984b）

特别是在与终极存在相关的背景中，这条缺口，不，这道介于一方面要符号化，另一方面要被符号化之间的深渊，变得令人痛苦起来。但是，因为一个象征符号永远与它所代表的事物不完全一致，从而拒绝或者放弃符号化，这是没有道理的。不妨想想一幅画，它的风景上方显示着天空：任何一位现实主义画家，往往难免会通过在其上放几朵云彩来诱导旁观者"观看"天空。但云朵不正是与天空不一致的东西吗？他们宁愿把它藏起来，防止我们看到它，这难道不是事实吗？尽管如此，云朵仍然是拿来象征天空的最好、最简单的符号，难道不是吗？

总的来说，神也是用它所不是的东西来象征的，其属性是人的属性，更不用说是很人性的属性了。上帝或多或少是用拟人的方式和风格描绘出来的，然而我们没有理由仅仅因为宗教的全然拟人要素而抛弃它。在符号层面，而非抽象层面悄然接近终极真理之谜，最终可能会产生更具成效的结果。信不信由你，康拉德·洛伦兹（1981）最近在与弗兰兹·科鲁泽的一次谈话中即兴说："如果你比较一下一个阿尔卑斯山农场主妻子与 B.F. 斯金纳的世界观的效果，你就会发现农场主妻子对圣母玛利亚、对敬爱的主、对所有圣徒的完美无瑕概念的深信不疑，比这位行为主义者还要更接近真理。"

另外，每当我们不加批判地开始进行拟人化时，就会有许多不可拒绝的陷阱在等待着我们。可以以一个笑话为例说明这个观点：一个主日学校的老师曾经给她的班级同学讲了一个穷人的故事，这个穷人的妻子生孩子时难产死了。他雇不起奶妈，但上帝创造了奇迹，让这个穷人的胸脯上长出乳房，这样新生的婴儿就可以有奶吃了。但是，其中一个男孩反对说没有必要创造这个奇迹，为什么上帝不索性安排这个穷人去发现一个装着 1 000 美元的信封来支付一个奶妈的工资呢？可是老师回答说："你这个傻孩子。如果上帝可以创造奇迹的话，他当然不会扔掉现金。"我们为什么发笑？因为它把一个特定的人类范畴，即储蓄现金的概念用在上帝的动机上了（Frankl，1984b）。

在讨论了象征符号的必要性之后，我们可以将宗教定义为一个符号系统，即符号就是用来表示人类无法用概念理解的东西的。但是，对符号的需求，创造和使用符号的能力，难道不是大多数人的基本特征吗？说话和理解语言的能力难道不被认为是人性的一个显著特征吗？没错，把人类发展出的各种独立的语言定义为"符号系统"也是合理的，但是把宗教与语言相比较，人们还应该记住，没有人有理由声称自己说的某种语言比另一种语言优越。毕竟，用任何一种语言都有可能抵达真理——那同一真理——同时，用任何一种语言都可能犯错误和撒谎。

然而，我们不仅要面对语言多元主义，而且要面对宗教多元主义，后者表现为宗教大体上分出不同教派。而且，一个教派不能声称比另一个教派优越。但是，宗教多元主义迟早会消亡，被宗教普世主义取代，这不也是可以想象得到的吗？我不这么认为。我认为某种宗教世界语不可能取代那些个别教派。迫在眉睫的不是出现一种普世的宗教，而是相反：如果宗教要生存下去，它必须成为一种极端个性化的宗教，允许任何人讲自己的语言，当他亲自对那个终极存在言说时。①

这是否意味着个别独立教派或相应的组织和机构将逐渐消失呢？不一定。因为无论人类的个人风格表达如何不同，人们用来表达他们对终极意义的追求或对终极存在的言说时——总是存在，而且会永远存在某些对各个群体来说共同的符号。或者说难道不也有若干种语言——尽管存在种种差异——仍然有着相同的共用字母表吗？

我承认，这里提出的最广义的宗教概念远远超出了一些宗

---

① 戈登·W. 奥尔波特在其著作《个人及其宗教》中谈及印度宗教时提到极端个性化的宗教。（Allport，1956）

教宗派代表所提出的狭义的上帝概念。他们经常把上帝描绘成更不用说诋毁为这样一个存在：主要关心被尽可能多的人所信奉，而且这些人要遵循某种特定的信条去信奉，"只要相信就是了，"我们被告知，"一切都会好起来。"可是，唉，这个命令不仅基于对任何健全的神的概念的扭曲，更重要的是，它注定要失败：显然有些活动根本无法被指挥、要求或命令。你不能命令任何人笑一笑——如果你想让他笑，就必须给他讲个笑话。如果你想让人们对上帝有信仰，就不能依靠遵照某个特定教会的路线来布道，必须首先把你的上帝描绘得真实可信——你自己也必须在行为上表现得可信。换句话说，你必须去做与有组织的宗教代表经常做的相反的事情，他们建立起一个上帝的形象时，这个形象会跟某个人很相似。他们主要感兴趣的是叫人信仰，并且坚定地要求那些信仰他们的人与某个特定的教会有联系。难怪这些宗教代表的行为，好像他们认为自己教派的主要任务就是凌驾于其他教派之上。

之前我们谈到以某种极端的个人表达的方式向神祇言说，通常这种向上帝表达的方式被称为祈祷。其实，祈祷词是一种"人对人的呼唤"。的确，可以看看"你我"关系的风靡，这个被马丁·布伯[①]视为人类存在最具特色的特征，即它的对话性质。然而，我认为不仅要有人际对话，还要有个人内心的对话、

① 1878-1965，奥地利、以色列哲学家，著有《我与你》。——译者注

内在的对话、我们自己内部的对话。换句话说，对话不仅可以发生在自我和你之间，也可以发生在自我和另一个自我之间。我想在这个背景下，给大家一个关于上帝的特殊定义，我要坦诚告诉大家，下这个定义时我才 15 岁。从某种意义上说，这是一个可以操作的定义。意思如下：上帝是我们最亲密的独白伙伴。这就是说每当你怀着至高的诚意，在最大的孤独中对自己说话时——你倾诉的那个对象完全可以被称为上帝。你也注意到了，这样的定义，绕开了无神论和有神论世界观之间的分歧。它们之间的差异只在以后才会显现出来，即不信教的人坚持认为他们的独白只是与自己的独白，而信教的人则认为他们的独白是真正的与自己以外的某个人的对话。没错，我认为这里最重要的是至高的诚意和诚实。我确信，如果上帝真的存在，他肯定不会和那些不信教的人争论，因为他们把他误认成自己，并给他取了个错误的名字。

问题仍然在于，是否真的存在"不信教的人"。我在自己一本叫《无意识的上帝》的书中，收集并评估了一些指征，证明宗教意识是存在的，并且每个人身上都存在，尽管被埋藏，更不用说被压抑在无意识的世界里（Frankl，1985a）。换句话说，弗洛伊德曾经主张人不仅常常要比他所自以为的更不道德，而且常常比他所自认为的更道德，我们也许可以说他常常要比他承认的更有宗教意识。宗教的这种无所不在（当然，是在最广泛的意义上使用宗教这个词），以及它在无意识中的普遍存在，可以很好地解释这一事实（已经讨论过）——正如通过测试和统计可以在经验上证明——那些自认为不信教的人，不见得不及那些自以为信教的人更能发现生活中的意义。

毫不奇怪，这种天生固有的（尽管不明确）宗教意识，证明比我们预想的更持久、更顽强，因为它以令人难以置信的程度嘲笑着外部和内部环境的影响。例如，有一次我让医院科室的医生对一组随机组成的患者进行筛查，注意留意他们的父亲形象与他们宗教发展的相关性。事实证明，可怜的宗教生活不能简单地追溯到消极的父亲形象的影响。即使是最糟糕的父亲形象，也不一定会妨碍一个人建立一个健全的宗教世界观（Frankl，1985b）。

关于教育的影响就说这些。环境的影响又如何呢？只要指出这一点就足够了——就我的职业经验（Frankl，1985c）和我的个人经验（Frankl，1986）两者提供的证据而言——宗教甚至没有在奥斯维辛集中营或"奥斯维辛集中营之后"消亡，这句话暗指一本书的书名，这本书的作者是一位拉比（顺便说一句，他没有经历过集中营生活）。我个人认为对上帝的信仰要么是无条件的，要么根本就不信仰。如果信仰是无条件的，它就要站起来面对 600 万人在纳粹大屠杀中丧生的事实。如果信仰不是无条件的，那么这种信仰将彻底消失，哪怕只有一个无辜的孩子不得不去死——借用陀思妥耶夫斯基曾经提出的一个观点。

事实是，那些真正经历过奥斯维辛集中营生活的人中，其宗教生活得到深化的人的数量——尽管有过这种经历，但不能说是因为有了这种经历——又远远超过那些放弃信仰的人的数量。套用拉罗什福科曾经说过的关于分离对爱情的影响的话，有人可能会说，正如小火会被暴风雨扑灭，而大火却会被暴风雨煽得更旺——同样，脆弱的信仰会因困境和灾难而削弱，坚定的信仰却会因困难和灾难而更加坚定。

外部环境就说到这里为止。那么内部环境呢，比如说精神病？我在自己的《意义的意志》一书中，描述了严重狂躁阶段的情况（Frankl，1984b）。我在别的书中，提到一位患有内源性抑郁症的患者（Frankl，1985a）和其他有精神分裂症的患者（Frankl，1984a，1984b），他们都表现出不可磨灭和难以消除的宗教意识。

女士们，先生们，在提出一个与我的有关上帝的定义——甚至囊括了不可知论和无神论，一样公正和中立的关于宗教的可以操作的定义之后，我希望有理由提出：我确实有资格作为一个精神病学家来处理宗教问题；在我的整个演讲过程中，我始终是一个精神病学家，把宗教作为一种人类现象来对待，说得更具体点，作为一种我认为是所有人类现象中最人性化的产物，即"意义的意志"来对待。我们可以说，宗教本身就表明它是对我们现在所说的"追求终极意义的意志"的实现。

顺便说一句，我对宗教的定义与阿尔伯特·爱因斯坦1956年提出的另一个定义相似，原话如下："相信宗教就是去寻找这个问题的答案：生命的意义是什么？"还有一个由路德维希·维特根斯坦于1960年提出的定义，原文为："相信上帝就是要看到生命是有意义的。"正如诸位所看到的，物理学家爱因斯坦和哲学家维特根斯坦，还有我自己，作为一名精神病医生，对宗教的定义是互相重叠的。

当然，还有一个问题有待解决，或者更准确地说有待神学家回答，即他在多大程度上接受宗教的这三个定义。我们精神病医生唯一能做的就是保持宗教和精神病学之间的对话，本着在多元主义时代医学领域不可或缺的相互宽容的精神，但同时也本着这样的相互宽容的精神：这一精神渗透在奥斯卡尔·菲斯特和西格蒙德·弗洛伊德之间令人难忘的书信交流中。

谢谢大家莅临。

注释

第 1 章

[1] 西格蒙德·弗洛伊德：《性学三论》（伦敦：影像出版社，1949 年）。

[2] 参见维克多·弗兰克尔的《关于心理治疗的精神问题》，《心理治疗中央公报》，1938，10（33）。维克多·弗兰克尔：《哲学与心理治疗：为存在主义分析奠定基础》，《瑞士医学周刊》，1939，69（707）。

[3] 英文版是《医生与灵魂：从心理治疗到逻各疗法》（纽约：阿尔弗雷德·科诺夫公司，1965 年）。

第 2 章

[1] 参见弗里德里希·冯·席勒的警句："一旦灵魂开始说话，说话的就不再是灵魂。"同样，我们可以说，一旦自我开始反思自身，它所展示的自身就不再是真正的自我。

第 3 章

[1] 见维克多·弗兰克尔:《心理治疗与存在主义:逻各疗法论
文选》(纽约:华盛顿广场出版社,1967 年;试金石平装
版,1968 年)。

第 6 章

[1] 维克多·弗兰克尔:《医生与灵魂:从心理治疗到逻各疗
法》(纽约:阿尔弗雷德·科诺夫公司,第二次扩充版,
1965 年;平装版,纽约:维京丛书,1973 年)。原版(德
语)出版于 1946 年。

[2] 引自《心理学与宗教》,我们自己的译文。

[3] 在《意义的意志》中,我表达了自己的观点:在人类世界
和神性世界之间存在着一种维度障碍,这种障碍阻止人类
真正地去谈论上帝。他“不能谈论上帝,但他可以对上帝
说话,可以祈祷”,我曾在这个语境中如此说。然而,值得
注意的是,对上帝概念的这一无法克服的不足的充分认识,
可以说是建立在祈祷中,并成为其内容的一部分。例如,
我可以引用犹太人为死者撰写的祈祷词,说得更具体点就
是哀悼祈祷文,有一段这样的文字,大意是上帝“高于世
界上能够表达的所有祝福、赞美诗、颂扬和安慰”。

[4] 许多被贬称为“有组织的宗教”的东西,更应该被称为

"有机宗教"，因为它是有机地发展起来的，而不像意识形态那样是被捏造和宣传出来的。

第 8 章

[1] 维克多·弗兰克尔：《超越自我实现和自我表达》，见《存在主义精神病学杂志》，1960 年春季，1（1），第 5~20 页。

[2] 亚伯拉罕·H. 马斯洛：《欧洲心理学管理》（霍姆伍德，111：欧文，1965 年）。

[3] 引自小奥尔诺·斯特伦克教授的个人通信。

[4] 心理测评附属公司。

[5] 亚伯拉罕·H. 马斯洛：《对弗兰克尔论文的评论》，载于安东尼·苏第奇和迈尔斯·维奇编辑的《人文主义心理学文选》（纽约：自由出版社，1969 年）。

[6] 罗伯特·雅各布森：《高等教育大事记》（华盛顿特区：美国教育委员会，1972 年 1 月 10 日）。

[7] 《洛杉矶时报》，1971 年 2 月 12 日。

[8] 马斯洛的需求层次也在最广泛的意义上遭到经验主义的驳斥：考虑一下生活条件，比如说在奥斯维辛——你能想象得到一个人的生存状况还有比这更不安全的吗？然而，即便在这种环境下，有着各种不安全因素和生存困难，换句话说，虽然安全需求遭遇极端挫伤，还是有人在被叫作奥

斯维辛深渊的体验中探寻甚至找到了意义——马克西米利安·库尔贝神父就在决定牺牲生命不到一秒的时间里找到了意义，要求 SS（最高安全局）允许作为他自己而不是作为一个家庭中的父亲被判处死刑……

[9]　约瑟夫·卡茨：见《今日心理学》，1971 年 6 月 5 日第 1 版。

[10]　詹姆斯·克伦博：《逻各疗法的有效性》，载于 R. M. 居约维奇编辑的《直接心理治疗》（科勒尔盖布尔斯：迈阿密大学出版社，1973 年）。

[11]　Z. J. 利波夫斯基，《布里丹驴子的冲突或富裕的困境》，见《美国心理学杂志》，1970（127），第 49~55 页。

[12]　伊丽莎白·S. 卢卡斯，维也纳大学博士论文，1970 年。

[13]　阿尔伯特·苏维特泽曾经说过："你们当中唯一真正幸福的人是那些寻求并发现如何服务的人。"

[14]　《矛盾意念和去反思：两种逻各疗法的技术》，载于斯尔维诺·阿里尔蒂和杰拉尔德·克扎诺夫斯基编辑的《精神病学的新维度》（纽约：威利国际科学出版社）。

[15]　有时有性不如无性。威廉·西门和约翰·亨利·加格隆认为，弗洛伊德在用成年人的眼睛解释孩子的性欲方面犯了错误。作者写道："因为儿童的某些行为在成年人看来好像有性的意味，就认为那一定与性有关，这样的假设是危险的。"如果父母发现一个小孩在玩他的生殖器，他们会

本能地认定这种行为是手淫；对这个小孩来说，这种体验很可能是身体探索过程中的非性体验（《时代》杂志，1969 年 3 月 28 日 ）。

[16] 罗伯特·奥沙内西奥、菲利普·舍弗和卡尔洛·塔维里斯：《今日心理学对 101 个关于性态度和性行为问题的 2 万份答卷》，见《今日心理学》，1970（4），第 37~52 页。

[17] 一旦我们认识到那种独特性，人格和自我身份确实是可互换的术语，我们可以说一个人越是成为自己，他就越是人性的。参见维克多·弗兰克尔的《性的去人格化》，见《综合》（《自我的现实化》），1974 年春季，1（1），第 7~11 页。

[18] 参见维克多·弗兰克尔的《邂逅：概念及其庸俗化》。见《美国心理分析学会杂志》期刊，1973，1（1），第 73~83 页。

[19] 路易斯·I. 克里茨克：《新兴非洲的学生：坦桑尼亚的人文主义心理学和逻各疗法》，见《美国人文主义心理学杂志》，1969（9），第 105~126 页。

[20] 奥斯瓦尔德·维美塔尔：《帕拉基亚纳学报》，1966（13），第 265~288 页。

[21] R. N. 格雷等：《进入医疗实践前后医生对犬儒主义和人道主义态度的分析》，见《医学教育杂志》，1955（40），第 760 页。

◀ 注释

[22] 约瑟夫·怀尔德《价值观与心理治疗》，见《美国心理治疗杂志》，1969（23），第405页。

[23] 朱丽斯·赫舍尔，《存在主义杂志》，1964（5），第229页。

[24] 伊迪丝·威斯科弗－乔尔逊等人：《一组大学生对九种价值观的相对重视》，见《心理学报道》，1969（24），第299页。

[25] 排名在自我解释之后的价值观是自我实现。然而，人最终只能在外在世界，而不是在自己内部，通过实现一种意义来实现自我，而自我实现只能是自我超越的一种效果。

[26] 厄尔·A. 格罗曼：《关于死亡：活着的实用指南》（波士顿：灯塔出版社，1974年）。

[27] 万安·A. 史密斯：个人书信。

[28] 贝蒂·娄·帕德尔福特：《种族背景、性和父亲形象对涉毒与生活目标之间关系的影响》（圣迭戈：美国国际大学，1973年1月）。

[29] 对诺里斯、贾德、米瑞恩、李恩、克里普内等人研究成果的评论，可在帕德尔福特的《种族背景的影响》中找到（见注释32）。

[30] 格勒·恩舍安和弗雷德迪·费希特曼：《学生大麻吸食者的生活目的评分》，见《临床心理学杂志》，1972（14），第112~113页。

[31] 安妮马利亚·冯·弗斯特梅耶：美国国际大学博士论文，1970 年。

[32] 詹姆斯·C. 克伦博：《作为治疗结果衡量标准的弗兰克尔存在空虚的变化》，见《心理学研究通讯》，1972（14），第 35~37 页。

[33] 卡洛琳·伍德·谢立夫：《群体间冲突与竞争：社会心理分析》（1972 年 8 月 22 日提交给慕尼黑第 XX 届奥运会科学会议关于体育与冲突研讨专题全体会议的论文）。

[34] 弗雷德里克·维萨姆：《美国心理治疗杂志》，1972（26），第 216 页。

[35] 约罗姆·D. 弗兰克：《暴力的某些心理决定因素及其控制》，见《澳大利亚与新西兰精神病学》，1972（6），第 158~164 页。

[36] 布罗莱·H. 克尼维顿和格罗弗雷·M. 斯蒂芬森：《个体对攻击性电影模式影响易感性研究》，见《英国精神病学杂志》，1973，122（566），第 53~56 页。

[37] 约翰·P. 默里：《电视与暴力》，见《美国精神病学家》，1973（28），第 472~478 页。

[38] 罗伯特·杰尹·利夫顿：《人类生存史》（纽约：兰登书屋，1969 年）。

[39] W. A. M. 布兰克和 R. A. M. 格雷格森：《新西兰囚犯的

时间观、生活目标、外向性和神经质》，见《英国社会和临床心理学杂志》，1973（12），第50~60页。

[40] 贾德·马默尔：《美国精神病学中心理分析的现状》，见《美国精神病学杂志》，1968（125），第131~132页。

[41] T. P. 米勒：《谁害怕西格蒙德·弗洛伊德？》，见《英国精神病学杂志》，1969（115），第421~428页。

[42] H. J. 艾森克：《行为疗法与神经症》（纽约：佩伽蒙出版社，1960年，第ix、4、13、82页）。

[43] 维克多·弗兰克尔：《为存在主义分析奠定基础》，见《瑞士医学周刊》，1939（43），第26~31页。

[44] 维克多·弗兰克尔：《实践中的心理治疗》（维也纳：弗兰兹杜蒂克，1947年）。

[45] 克丽丝塔·科勒：《人的思想对神经症理论的影响》，见L.皮肯海恩和T.索姆编辑的《关于精神病学一般理论的文集》（詹纳：费舍尔，1968年）。

[46] 佩特罗维奇确实是在这种"回归人性化的精神分析"的语境下讲的。除了佩特罗维奇的声明外，挪威学习理论家和行为治疗师比亚恩·克维尔豪格也发表了类似的说法，大意是"意义疗法让学习理论回归人性化"。

[47] 埃文·汉德：《理论与实践》（1973年在蒙特利尔美国心理学协会主办的逻各疗法研讨会上宣读的论文）。

[48] L. 索约姆、J. 加尔扎·佩雷兹、B. L. 路德维希和 C. 索约姆：《迫症性思维治疗中的矛盾意念：试点研究》，见《综合性精神病》，1972（5），第 291~297 页。另见维克多·弗兰克尔《矛盾意念：一种意义治疗技术》，见哈罗德·格林瓦尔德编辑的《积极心理治疗》（纽约：阿瑟顿出版社，1967 年）。

[49] 伊迪丝·威斯科弗 – 乔尔逊：《关于意识概念的一些建议》，见《心理治疗》，1971（8），第 2~7 页。

[50] 马克斯·维特海默：《伦理学理论的若干问题》，见 M. 亨勒编《格式塔心理学档案文献》（伯克利：加利福尼亚大学出版社，1961 年）。

[51] 克伦博：《逻各疗法的有效性》（见注释 14）。

[52] 泽夫·W. 温德尔：《通过恐惧症去敏化治疗的存在主义抑郁症：策略与文字记录》，见《行为疗法与实验心理学杂志》，1972（3），第 111~116 页。

[53] 戈登·W. 奥尔波特：《心理学模式指南》，见《哈佛教育评论》，1962（32），第 373 页。

[54] 这位教授的存在虚无同样可能会被传递。"如果教师在态度和行为中表现出愤世嫉俗、无聊和失败的情绪，那么无论年轻人被要求阅读多少文学经典，他们都会捕捉到

这个信息。"[阿瑟·G. 威尔斯：《学校新方向》，见约瑟夫·B. 法布雷、雷文·P. 巴尔卡和威廉姆·S. 萨哈齐亚编辑的《行为中的逻各疗法》。维克多·弗兰克尔作序（纽约：贾森·阿若森，1979 年）。]

[55] 见维克多·弗兰克尔：《医生与灵魂》（纽约：克诺夫出版公司，1965 年）。

[56] 罗洛·梅：《存在主义心理学》，第 2 版（纽约：兰登书屋，1969 年）。

[57] 卡尔·迪内尔：《冯·弗洛伊德与弗兰克尔》（维也纳：奥斯特雷西斯 – 谢尔·邦德斯维拉格，1967 年）。

[58] 另外，请注意梵蒂冈 II 的文件中的一句话："我们见证了新人文主义的诞生，在这个主义中，人首先被定义为他的责任。"

[59] 罗洛·梅：《存在主义心理学》。

[60] F. 戈登·普勒内：《所有的疾病都不算病》，见《国际精神分析杂志》，1965（46），第 358 页。

[61] E. 马塞尔·帕蒂森：《自我道德》，见《心理分析评论》，1968（55），第 187~222 页。

[62] L. 克拉斯内尔，引自戴维·格罗斯曼的论文：《关于谁的非科学方法以及未曾意识的价值？》，见《心理治疗》，1968（55），第 53 页。

[63] 约瑟夫·沃尔普，阿诺德·A. 拉扎拉斯：《行为治疗技术》（牛津：佩伽蒙出版社，1966 年）。

[64] 托马斯·D. 亚内尔：《生活目标测试：进一步的关联》，见《个体心理学杂志》，1971（27），第 76~79 页。

[65] S. 克拉托奇维尔和 I. 普拉诺娃。

[66] 简恩·鲁奇：提交给圣迭戈美国国际大学逻各疗法研究所的论文，1973 年。

[67] 约瑟夫·A. 杜尔拉克：《个体对生死间态度的关系》，见《咨询与临床心理学杂志》，1972（38），第 463 页。

[68] 奥古斯丁·梅耶：《弗兰克尔的意义的意志：与年龄和性别差异有关的生命目标测试》，渥太华大学博士论文，1973 年。

[69] 莱昂纳德·墨菲：《生命目标的范畴和弗兰克尔提出的四个人生目标》，渥太华大学博士论文，1967 年。

[70] 奥古斯丁·梅耶：《弗兰克尔的意义的意志：与年龄和性别差异有关的生命目标测试》，渥太华大学博士论文，1973 年。

[71]《生活中的意义》，见《时代》杂志，1968 年 2 月 2 日，第 38~40 页。

[72] 尼古拉斯·莫斯利：《纳塔利耶，纳塔利拉》（纽约：科瓦尔德、麦凯恩与乔治汉出版公司，1971 年）。

◀ 注释

[73] 贾德·马尔默：《癌症顾问》，见《时代》杂志，100（7），第52页。

[74] 保尔·H. 布拉齐利：《威胁生命的行为》。

[75] 如果自我超越被否定，通向意义和价值的大门被关闭，那么理性和动机就会被条件反射作用所取代。这就打开了操纵的大门。这取决于隐藏的说服者来操纵条件反射作用及操纵人类，反之亦然。如果谁要操纵人类，他就必须按照泛决定论的思路向人类进行灌输。"只有通过剥夺自主的人，"B. F. 斯金纳说（《超越自由与尊严》，纽约：阿尔弗雷德·科诺夫出版公司，1971年），"我们才能转而找到人类行为的真正原因——从不可接近到可以操纵。"我直截了当地认为：首先，条件反射作用不是人类行为的真正原因；其次，它的真正原因是某些可以理解的东西，前提是人类行为的人性化没有被基于先验的理由否定；最后，人类行为的人性化不可能被揭示出来，除非我们认识到某个现有个体行为的真正"原因"不是原因，而是，毋宁说是一个理由。那么原因和理由之间的区别是什么呢？你切洋葱的时候，你会流眼泪。你的眼泪是有原因的，但是你没有理由哭……

[76] 约瑟夫·沃尔普：《神经性抑郁症》，见《美国心理治疗杂志》，1971（25），第362~368页。

[77] 关于逻各疗法不是万灵妙药的说法——很可能会让它的对手放下武器——可能会让它的崇拜者们失望。西乔治亚学院的埃德加·克罗特面对他的学生发表了大量陈说，这些说辞引自逻各疗法研究领域的有关文献。虽然有大约 90% 的学生普遍同意这些观点，但约有 50% 的学生不愿意相信其中一个说法：他们不愿接受逻各疗法不是万灵妙药这个事实。

参考文献

Allport, G. W., 1956, *The Individual and His Religion*. New York: Macmillan.

Cannon, B. W., 1932, *The Wisdom of the Body*. New York: W. W. Norton.

Einstein, A., 1950, *Out of My Later Years*. New York: Philosophical Library.

Frankl, V. E., 1938, "Zur geistigen Problematik der Psychotherapie," *Zeitschrift für Psychotherapie* 10:33

Frankl, V. E., 1949, *Der unbedingte Mensch*. Wien.

Frankl, V. E., 1951, "Über Psychotherapie," *Wiener Zeitschrift für Nervenheilkunde* 3:461.

Frankl, V. E., 1955, *Pathologie des Zeitgeistes*. Wien.

Frankl, V. E., 1984a, *Man's Search for Meaning: An Introduction to Logotherapy*. New York: Simon and Schuster.

Frankl, V. E., 1984b, *The Will to Meaning: Foundations and Applications of Logotherapy*. New York: Plume Books, The New American Library.

Frankl, V. E., 1985a, *The Unconscious God: Psychotherapy and Theology*. New York: Simon and Schuster.

Frankl, V. E., 1985b, *The Unheard Cry for Meaning: Psychotherapy and Humanism*. New York: Touchstone Books, Simon and Schuster.

Frankl, V. E., 1985c, *Psychotherapy and Existentialism: Selected Papers on Logotherapy*. New York: Simon and Schuster.

Frankl, V. E., 1986, *The Doctor and the Soul: From Psychotherapy to*

活出生命的终极意义 ▶

Logotherapy. New York: Vintage Books.

James, W., 1897, *The Will to Believe and Other Essays in Popular Philosophy.* New York: Longman.

Lorenz, K., 1981, *Leben ist Lernen.* München.

Moser, G., 1978, *Wie finde ich den Sinn des Lebens?* Freiburg.

Pfister, O., 1904, *Die Willensfreiheit: Eine kritisch-systematische Untersuchung.* Berlin. Quoted in Thomas Bonhoeffer, 1973, "Das Christentum und die Angst—dreissig Jahre später," *Wege zum Menschen* 25(11/12):433.

Wertheimer, M., 1961, "Some Problems in the Theory of Ethics," In M. Henle (editor), *Documents of Gestalt Psychology.* Berkeley: University of California Press.

Wittgenstein, L., 1960, *Tagebücher 1914–16.* Frankfurt a. M.

Yalom, I. D., 1980, *Existential Psychotherapy.* New York: Basic books.

维克多·F.弗兰克尔的其他著作

A listing of all volumes authored by Viktor Frankl, as well as a comprehensive online bibliography on logotherapy, may be accessed at the website of the Viktor Frankl Institute (www.viktorfrankl.org).

The Doctor and the Soul: From Psychotherapy to Logotherapy. Alfred A. Knopf, New York, 1986. Paperback edition: Souvenir, London, 2004.

The Feeling of Meaninglessness—A Challenge to Psychotherapy and Philosophy. Edited and with an Introduction by Alexander Batthyány. Marquette University Press, Milwaukee, 2010; Marquette Studies in Philosophy Vol. 60.

On the Theory and Therapy of Mental Disorders. An Introduction to Logotherapy and Existential Analysis. Translated by James M. DuBois. Routledge, London, 2004.

Man's Search for Meaning. An Introduction to Logotherapy. Rider, London, 2004. Gift edition with additional material, Rider, London, 2011.

The Unheard Cry for Meaning. Psychotherapy and Humanism. Hodder and Stoughton, London, 1988.

Viktor Frankl—Recollections. An Autobiography. Insight Books, Perseus Books Publishing, New York 1997; Paperback edition: Perseus Book Group, New York, 2000.

The Will to Meaning: Foundations and Applications of Logotherapy. New York and Cleveland, The World Publishing Company, 1969. Paperback edition: New American Library, New York, 1989.

后记：
35 年后——1975 年以来的逻各疗法研究

亚历山大·巴蒂亚尼

自从 35 年前《活出生命的终极意义》英文首版出版以来，在逻各疗法、存在主义分析及其相邻学科进行的大量实证经验研究，取得了非同小可的进步——事实上，进步如此之大，所以该书的编辑决定以后记的形式对最近这些年来取得的研究成果做个简要的概述。如今，维也纳的维克多·弗兰克尔研究所的档案馆，收藏并分门别类整理了大约 700 份出版物（Vesely and Fizzotti，2011），绝大多数发表于 20 世纪 70 年代中期或之后，其中约一半是关于逻各疗法或存在主义分析的临床或实证研究。

2005 年，戴维·古特曼和我（亚历山大·巴蒂亚尼）在美国心理学会的科学摘要服务期刊《心理学信息》上进行了搜索，同时，又在 1975 年至 2005 年间的同行评议的科学心理学、精神病学和医学期刊上挖掘出 613 项与逻各疗法相关的研究（Batthyány and Guttmann，2005）。另外，2011 年春季的《心理学信息》上刊登的一项研究表明，仅从 2005 年以来，就有大约 180 项与逻各疗法和存在主义分析，或者更宽泛的以意义为导向的心理学有关的额外的研究发表出来。

即便从纯粹数量的角度看，这些结果也令人印象深刻，它们清楚地表明，弗兰克尔描述为与动机理论有着根本的密不可分的联系的存在问题，具有足够的相关性、实用性和结果导向，可以构成实证研究的对象，尽管它们的根源在存在哲学和心理学中。可以说，当弗兰克尔在 20 世纪上半叶发展出逻各疗法和存在主义分析时，这一点还不明显，而且在 1975 年也看不到逻各疗法的概念在经验主义心理学中会变得像如此众多的出版物所显示的那样突出。例如，罗伊·F. 鲍梅斯特等人在《积极心理学手册》中概述作为一种心理因素的意义时，对弗兰克尔的模型的接受做了如下描述：

心理学家逐渐开始研究生活的意义，弗兰克尔的早期作品（1959/1976）强调了在生活中寻找价值的重要性，他被广泛推崇为意义研究的先驱。他的作品对当时心理学理论中占主导地位的行为主义和心理动力学范式，是一种勇敢的反抗。……尽管如此，这些作品在智性上仍然有别于它们同时代的主流作品（Baumeister and Vohs，2002：608）。

威廉·达蒙、詹妮弗·梅农和凯伦·布朗克对这种现象的看法很相似：

> 对那个时代的主流心理学家来说，像"意义"和"目的"这种虚无缥缈的说辞可能很重要——它们会激励某人去做某事，甚至可能会影响一个人如何生活的最基本的选择——这样的观念似乎不可能属于头脑软弱和多愁善感。如果这些行为学家和精神分析学派（20世纪中叶两个最著名的心理学研究主体）在什么问题上看法完全一致的话，那就是认为意义、目的和其他诸如此类的信仰体系，是更基本的驱动力的产物；它们因其形式、实质和存在而依赖于驱动力；意义和目的在行为发展中只不过是边缘因素（Damon，Menon and Bronk，2003）。

长期以来，弗兰克尔的工作在学院心理学和精神病学中占据着特殊的甚或独树一帜的地位，例如，除了得到其他先驱，诸如戈登·W. 奥尔波特、亚历山大·阿德勒、汉斯·艾森克、伊丽莎白·库布勒－罗斯和索菲·弗洛伊德的认可，同时也体现在逻各疗法开展的首批系统实证研究中。"存在主义的实验研究"是詹姆斯·克伦博和伦纳德·马奥利克于1964年发表在《临床心理学杂志》上的一篇文章的颇有挑衅意味的标题。在这篇文章中，他们描述了首次试图通过自己的"生活目的"测试来研究意义的意志的心理内容。即使在今天，存在主义和实证研究之间也鲜见彼此有直接联系，但早在1964年，在斯金纳的行为主义（认为精神活动完全可以以实际的或者可能的行为输出的形式被分析和理解）的鼎盛时期，这都似乎是一个更奇怪甚至可能轻浮的组合。在"实证"和"存在主义"阵营之间真实或明显的张力中，存在着理解逻各疗法在实证行为科学中的地位的一个关键：作为一个具有哲学基础的心理学模型，它准备离开摇椅哲学的舒适区，允许自己——其实，甚至希望和要求——经受实证检查和临床结果研究的影响（Frankl and Fabry，1978）。

从弗兰克尔在第八章"1975年左右逻各疗法的新探索"中对研究的总结可以看出，在克伦博和马奥利克的开创性研究之后——随后他们又得到了弗兰克尔的持续鼓励，既致力于逻各疗法研究又怀疑逻各疗法的心理模型的各种研究人员，开始对其动机和个性理论以及临床表现进行实证测试。

1975年之前的若干年，针对这些课题进行的大量研究，首先旨在表明逻各疗法的动机理论——即人类本质上一直在探寻一种高于和超越跟他们的任何肉体、心理和社会需要与关切相关的具体实在的意义——是自成体系的，且具有高度的心理学上的重要性。再进一步，随后的一组研究试图表明，意义意志暂时或长期受挫为精神紊乱和不适的变化铺平了道路，或者更具体地说，即便这种情况可能是多种因素造成的，但对生活意义缺失的感知，会显著增强患者对神经紊乱和抑郁症的易感性。

相反，弗兰克尔在第八章中对另一组研究的总结表明，新发现的意义感，例如，作为逻各治疗干预的结果，会显著改善心理健康并具有保护作用，而且，无论是单独使用还是与进一步的治疗干预结合使用，都能够推动或促进心理治疗过程。因此，1975 年已经取得成果的研究表明，逻各疗法的概念能够经得起实证检验；然而，直到几年前，此类研究通常仍然以一种拓荒者的精神在进行，试图检验一种心理学（以及哲学）理论的基本原则，而这种理论的任何一个方面都尚未进入心理学的主流。

正如上面所暗示的，亦如最近关于意义问题的大量心理学研究所表明的那样，这种情况在过去几年发生了显著改变。促使人们对存在主义心理学兴趣增长的一个可能因素也许是，从1970 年左右开始，心理学思维总体上对新观念变得更加开放，尤其是越来越多的学院心理学家意识到了正统精神分析的局限性（Bornstein，2001；Paris，2004）。与此同时，几十年来在实验心理学中尤为强势的行为主义也同样在很大程度上失去了其最初的主导地位。心理学思想史上的这两个发展，可能主要与行为科学中所谓的"认知转向"（向科学研究和探索内在精神过程转变的趋势）有关。这种转向很快就扩展到临床和实验心理学领域（Gardner，1986；Eysenck and Keane，1993）。

这种转向不仅带来了对世界的内在表征的核心作用的重新发现，因为逻各疗法在很久以前就已经确信，它对理解人类经验和行为至关重要（Frankl，1958）；而且，心理学越来越容易接受不那么机械或纯粹的心理动力的模型，也导致研究人员放弃了他们早期几乎完全专注于缺陷的某些研究，同时促使他们重新审视那些内在资源，通过这些资源，可以在心理上成熟和健康地克服或调节真实而明显的缺陷。

弗兰克尔也认为许多"旧心理学"过分关注缺陷和局限，认为——简单地说——这些心理学往往倾向于还原主义者提出的病理论，后者试图把如此深刻的人性和存在关切，解释为对意义和可靠性的需求，而不是人类成熟的表达，认为这仅仅是对心理缺陷和遭到挫折的"低级"需求的补偿（Frankl，1961）。简言之，心理学基本上是以欠缺为基础而非以资源为导向的。另外，弗兰克尔始终重视那些内在资源，这些资源即便在一个患者的生命处于危难时刻时，也能够在危机预防中发挥保护作用，在危机干预中发挥治疗作用。他进而认为，个人意义和目的感是这类资源中最强有力的资源；反过来，它们也是激活其他心理资源最有效的资源。

几十年来，在一个广泛的基础上（Seligman and Csikszen-tmihalyi，2000）积极心理学与这些观点相互交融。需要再次强调，在科学心理学史上，关注人类存在的积极方面并非什么全新的想法：早在20世纪30年代，夏洛特·布勒就提出不仅要研究精神病患者的生活史，还要研究那些处于与精神病患者相同或相似的生活条件下，仍然保持精神健康的个人的生活，以确定他们激活了哪些资源。换句话说，她提出不仅要调查是什么让人们生病，还要调查是什么让人们保持健康（Bühler，1933）。

然而，对建立在更广泛的基础上且以资源为导向的心理学进行系统的科学研究还是一项相对较新的事业，而且——至少对逻各治疗师来说——不用惊奇，这一领域的研究很快就会发现，意义是一种核心的心理（和存在主义）资源（Klingberg，2009）。事实上，最近对1975年以来意义的意志及其心理影响的实证研究所做的回顾表明，过去35年里，人们对这个课题的兴趣激增。例如，古特曼和我（2005）甄别出数百篇研究文章，证实了弗兰克尔在第八章中描述的发现。这些研究使用一系列可靠的标准化心理测试，一致支持这样一种观点：对意义的追求是一种核心动力，不受性别、年龄和其他人口因素等变量的影响。

此外，斯蒂格等人（2008）进行了三项规模更大的研究，涉及 570 多名参与人员。他们使用关联分析试图表明——与诸如认知风格、五大人格特质（外向性、神经质、开放性、亲和度和责任心）、三大情感特质（积极情绪、消极情绪、克制力，以及 11 项分支——幸福感、社会能力、成就感、社会亲密度、压力反应、疏离感、攻击性、控制欲、避害本能、传统主义和专注力），以及接近与回避倾向（用来描述个体对奖惩的敏感性差异；Carver and White，1994）等个体差异无关——对意义的追求是一种**独特**的心理因素。换句话说，它不可还原，也不能从其他动机或变量中派生出来："与一系列认知和人格测量的关联性强烈表明，寻找生活的意义不同于这些变量……我们还利用局部关联性来研究寻找意义的心灵，即这种寻找是人类对理解、整合和综合经验的根深蒂固的渴望"（类似结果，另见斯蒂尔曼等人 2010 年的中介分析之研究 2）。

一旦确定寻求意义的意志是人类的一种基本（且不可还原）动机，就会进而兴起另外两个研究领域：一个是关于意义感可能对心理健康问题的形成或保护产生的影响；反之，第二个领域包括检验逻各疗法所做的预测，即获得恢复的意义感应该为有心理健康问题或受负面生活事件心理影响的患者提供关键的治疗和应对资源。

在我们对逻各疗法文献的研究中，我和古特曼确定有超过320项针对第一个领域的研究。在这些研究中，明显感知到的意义缺乏与神经质或更具体的心理健康问题（包括抑郁、药物滥用、饮食紊乱、焦虑、强迫症、恐惧症和适应障碍等等）数量的普遍增加之间显著的统计相关性，无论在这些疾病背后的致病机制或其症状的严重程度上，始终有着相对较大的影响（参见 Batthyány and Guttmann，2005）。事实上，追求意义的意志遭遇的挫折感是精神健康出现问题的一个非常强烈的预测因素，乃至在 D. 罗森伯格和 R. 格林的研究综述中，他们得出结论说："研究表明，在区分人群中的精神病患者和正常人时，生活目的测试是很有用的。"（Rosenberg and Green，1998）

但是，严格说来，这些研究发现还不能支持更强有力的逻各疗法的预测——也就是说，心理问题本身至少在某种程度上是由感知到生命缺乏意义引起或者加剧的——因为乍一看，同样可以想象的是，神经质的增加会导致意义感的降低，而其本身并不是缺乏意义所导致的结果。

逻各疗法关于无意义感可能对心理健康问题产生的影响的理论，事实上直到最近才得到详尽的检验，当时很多研究人员就意义在心理困境中的病原学作用进行了回溯性分析和前瞻性研究。例如，哈罗等人（1986）使用了潜在变量和结构模型，发现到目前为止，感觉到缺乏生活意义是主观失控和不可控的压力事件、女性参与者的药物滥用、男性参与者中的自我贬损与自杀倾向引发的抑郁之间最显著的调节因素（Harlow，Newcomb and Bentler，1986）。金尼尔等人（1994）使用类似的测试设计，证明无意义感是抑郁症和药物滥用之间最重要的中介；此外，在这项研究中，生活中意义的淡漠感浮现出来，成为药物滥用的唯一重要预测因素，并且预测出不低于33%的药物滥用和成瘾性疾病的变量。

丹尼尔·舍克1998年在中国青少年中进行了一项基础广泛的前瞻性纵向研究（使用了多元回溯分析），发现在被测试的7个因素中，生活目的（其次是自尊）的分值在其作为一般心理疾病发病率的预测因素的重要性中排名第一。在另外一项前瞻性纵向研究中，马斯卡洛和罗森（2005）揭示，生活的意义"解释了两个月后在希望和抑郁症状变化的显著原因，超过了用希望/抑郁、神经质、责任心、亲和度、经验开放性、外向性和社交欲望的基线水平所解释的变化"。在一项后续研究中，这些研究人员进一步发现，意义明显调节了日常压力和抑郁之间的关系，从而让他们得出结论，那就是意义可以充当"减轻压力影响幸福感的缓冲器"（Mascaro and Rosen，2006）。

至少还有一项实施了为期14个月的前瞻性研究发现，在年龄较大的参与者中，相对社会和认知资源以及其他人口统计学变量等传统因素，强烈的生活意义感是健康变老的更为重要的预测因素（Reker，2002）。因此调节分析和纵向研究都表明，可以感知到的意义缺失与心理健康问题之间存在临床相关性。此外，研究者还暗示，这种关系的存在，不仅是因为心理健康状况不佳，可能会导致无意义感，还因为生活中意义感淡薄本身就是整体心理健康和行为受损的重要预测因素。

几年来人们对这种因果关系与某种自杀倾向的关系也进行了深入研究，事实上，研究得如此深入，在自杀研究中有一个广泛使用的测试——生活理由指数（RFL）——已经不再像大多数早期测试那样，局限于测量自杀冲动的强度和频率，而是纳入了一个患者**为什么**不再遵从自杀冲动的原因指数（Linehan，Goodstein，Nielson and Chiles，1983）。RFL 已经被证明是一种可靠且出色的预测指标（Malone et al.，2000；Gutierrez et al.，2000；Britton et al.，2008），从逻各斯治疗角度来看，这并不令人惊讶。事实上，早在 20 世纪 30 年代末，弗兰克尔就使用了一种经过简化的启发式的测试方法：

首先，我们会向各自的患者提出一个问题，诸如他是否仍然抱有自杀意图。在任何情况下（……）他都会否认我们的第一个问题；因此，我们又向他提出第二个问题，这个问题听起来简直有些残忍：为什么他不再想了却自己的性命？现在人们经常会发现，不曾真正怀有自杀意图的人，随时准备好了一系列理由和反驳的话，全都是反对他放弃自己的生命：（……）如他仍为家人着想，或者一定考虑到自己的职业承诺了，他还有很多责任要履行，等等。与此同时，这位只是掩饰了自己的自杀意图的人，我们的第二个问题会让他原形毕露，而且由于这个问题没有答案，他做出反应的立场将会很尴尬，因为他不知道该拿出什么理由来反驳自杀。（Frankl，1947/2010:22）

关于意义感给自杀冲动带来的保护和预防性影响，我们已经在探索意义与心理健康相关性的第 2 组研究中有所触及。第 2 组研究处理的是在成功的治疗干预过程中恢复心理健康的问题，或在压力性生活事件发生期间成功预防工作过程中维持心理健康的问题。例如，D. L. 德拜茨（1996）在一项大型治疗后续研究中发现："生活中的意义，①影响幸福体验的积极和消极方面；②与心理治疗期间的改善有关；③能够预测心理治疗的结果，与患者治疗前的幸福体验程度无关。"同样，维斯伯格（1993）在酒精中毒患者为期三个月的治疗的报告中说，患者治疗前"生活目的测试（PIL）的平均分值，明显低于正常范围，住院治疗快结束时 PIL 的平均分值则处于正常范围。此外，治疗结束时的 PIL 分值可以预测追踪随访期间的健康变化，还可以预测随访期间的饮酒吸毒状况"。

揭示出这种强烈的生活意义感的疗效（以及纵向研究中的预测价值）的可比研究结果，同时也被大量其他疾病研究小组予以证明。我和古特曼确认了 19 项这类研究，其中很多研究表明，要么意义感发挥了某种重要作用，要么在研究设计允许做这样的甄别的情况下，在因各种心理或精神疾病接受心理治疗或精神治疗的患者的康复中发挥了可能或者已经确认的主要作用（早期评论见基什和穆迪 1989 年的研究，以及齐卡和钱伯伦 1987 年、1992 年的有关研究）。

针对外部压力和创伤性生活事件处理中意义感具有重要作用的研究，也得出了类似的结果。我和古特曼确认了超过 150 项这样的研究，这些研究致力于探究存在主义关切在诸如疾病、悲伤和死亡这种深刻的生活危机中所起的作用。尽管这些数字令人印象深刻，考虑到上文提及的第 1 组研究清楚地表明对意义的寻求无论如何是一种深刻的人类的追求，这一发现，即在个人动荡时期对意义的寻求变得特别紧迫和突出，并不令人感到意外。再者，定量研究当然无法对可能更紧迫的问题给予应有的关注，因为患者可能会使用特定的以意义为导向的资源来应对特定类型的痛苦。

一个在经验上更容易提出的问题是，人们是否能够应对极端的生活状况，是否是因为成功激活个人的意义资源，或者通过发现新的意义资源来应对极端的生活状况，不管他们目前的生活环境如何，甚或正因为他们目前的生活环境如此才有可能发现新的意义资源。事实上，这种明确的关系已经在众多研究中得到了一致证明；此外，这些研究往往揭示出意义感对于应对困难环境的能力具有巨大影响。例如，鲍斯、塔姆林、巴特勒（2002）在一项针对女性卵巢癌患者的研究中发现，"在生活中找到了意义会给人带来幸福感，而女性对幸福的定义就是对自己的生活感到满意"。相反，无法在生活中找到意义会让人产生绝望感。里昂和扬格（2001）报告称，在几个月的观察期内观察到的一组137名艾滋病患者中，"缺乏生活目的要比HIV疾病的严重程度更具预测抑郁症状的能力，而且在预测抑郁共病方面比疾病进展的实验室指标更重要"。

然而，意义感的积极作用并不局限于缓解慢性病或晚期疾病背景下的*心理*痛苦。例如对慢性疼痛患者的研究表明，意义感不仅与绝望、抑郁、焦虑和愤怒等程度的明显降低有关，同时成功完成逻各治疗干预也能显著改善慢性疼痛的临床症状："一项为期一年的随访研究表明：23名参与慢性疼痛多模式治疗计划的成年人的疼痛、抑郁、焦虑、躯体病变、敌意会显著降低，而且会发现服用止痛剂时没有替代症状。（Khatami，1987；类似结果又可参见卡斯等人1991年的研究；Nagata，2003）。

随着这些存在主义关切会对心理和生理健康施加影响的发

现，不仅逻各疗法的动机理论受到了关注，其人格理论也受到了关注。尽管弗兰克尔被广泛认为是把意义放置在心理学版图上的心理学家和精神病医生，但他的研究工作所提供的远不止这些：追求意义的意志，虽然是逻各疗法的核心要素，但绝不是唯一的要素。根据逻各疗法，人类不仅是自我超越的——换句话说，对世界和它可能对他们拥有的意义持开放态度——他们还被赋予了一种自我超脱的能力，即逻各疗法认为，尽管我们可能无法摆脱疾病，但我们可以自由地决定这些疾病的类型、性质及其影响程度（相对自由意志）。

与逻各疗法的动机理论相反，这个观念最初似乎只是一种猜想或信条，也就是说相信一个人有能力使自己远离疾病，同时能够决定自己对这些疾病的作用和影响的性质（"心理治疗信条"——Frankl，1964）。然而，自我超脱的概念并非长久以来仅仅停留在猜想上。因为值得注意的是，弗兰克尔成功地证明了自我超脱的疗效，尤其对于那些经历过好像特别抑制自由的疾病的患者群体，例如焦虑症和强迫症（OCD）患者。

具体说来，弗兰克尔的矛盾意图方法（Frankl，1938）乍一看似乎是根据一个相对简单的把戏而来，通过这个把戏，患者可以有意识地、自觉地打破预期焦虑、焦虑相关和强迫性症状的恶性循环。方法是：承认它们压倒性和非理性情绪的非意志性质；拒绝这些焦虑和非理性情绪的勒索和威胁；最终使用幽默的夸张手段来打破它们的魔咒。在大量研究中（2005 年巴蒂亚尼和古特曼总结了 40 项左右），矛盾意图已被证明是一种特别有效也快速起作用的治疗方法。事实上，这方面的研究已经证明，自我疏离可以将症状减轻到类似的程度，有时甚至比强迫症的心理药物疗法还要强（Schwartz，1996，1997b）。

矛盾意图可能是逻各治疗技术中临床效果经过最彻底调查的方法，因为它很快就被诸如认知行为疗法学派等其他心理治疗学派所采用，反过来，这又促进了它的普及，并在逻各疗法领域之外做了进一步的临床测试（有关概述可参见 Ascher，2005）。此外，新的理论模型（如韦格纳的反讽处理模型；Wegner，1989；Anderson and Green，2001）带动新的实验方案的开发，能够分析患者暂时失去对自身体验（如有焦虑症）或者意志（如有强迫症；Schwartz，1997a）的自觉控制时认知水平上发生的情况。这样的模型很多只是用某种不同的术语表达[例如"反讽"（Wegner，1989）对应"矛盾"（Frankl，1938）]了早在认知转向之前弗兰克尔就提出的导致经验和行为方式缺陷的一个原因，而他利用矛盾意图（和自我超脱）成功地解决了这个问题。

此外，J. M. 施瓦茨（1997a，1997b，1998）发现，作为治疗强迫症的一种方法，自我疏离不仅可以极大地减轻强迫症症状，而且可以在短短的十周内调节眶额叶皮质中已知的强迫症特异性致病活动，这与之前提到意义感对慢性疼痛患者的整体（也是生理的）积极影响的证据一致。（抑郁忧思和过度反思的相关发现，以及为期16周后的自我超脱和去反思的神经调节作用，见肯尼迪等人2007年的研究。）

当然，自我超脱除了治疗和临床意义外，借助它产生的后移因果关系的证据，显然具有重大的哲学意义，因为它有力地证实了逻各疗法关于相对自由意志的定义，即一个人不仅能够自由决定如何面对他的心理或生理状态，同时也会形成和塑造这些状态，几乎达到这个程度：这些状态不再仅仅是疾病和紊乱的表现，而是一个人自由选择（也即发病机制，参见 Frankl，2004）的真实表现。正如施瓦茨所说：

> 在临床和哲学上有一个特别关键之处，那就是要理解在治疗过程中，在治疗取得突破的时刻，意识体验和大脑活动的交汇处发生了什么——这些时刻往往会伴随出现一个积极的过程。因为在这样的时刻，强迫症患者会召唤精神力量来发挥他的意志的作用并通过适应性地改变自己的行为，在身体上实现他的新的认识，为了抵抗这种变化，他将克服正在起作用的巨大的生物力量。而这种力量（……）体现着"积极"和"有目的"这两个词的真正含义的本质（Schwartz，1999）。

在上述研究以及其他强调并证实了弗兰克尔的逻各疗法某些特定方面的研究背景下，此时此刻，也许很有必要想到，弗兰克尔没有提出一系列相互独立的心理学假设和治疗方法，而是制定了一个具有高度生成性的整体心理学范式，它为逻各疗法的发展奠定了基础。因此这些方法同时代表了逻各疗法的哲学基础的应用性和可应用性（而且在经验上可以验证）两个方面，即本书前几章所描述的存在主义分析，因此，这篇后记和本书第八章中所做的研究代表的不仅仅是孤立的发现和证据；相反，当把它们放在一起时，它们会互相补充并提供强有力的证据来支持逻各疗法和存在主义分析是一个整体，即一个有着哲学基础同时又具有实践性以及注重结果，因此在经验上可测试的人性范式。

如前所论，心理学中很大程度上主要由弗兰克尔开创的存在主义传统，与实验心理学和认知研究之间的联系，直到最近几年才建立起来。然而在这短短的时间里，许多研究人员使用不同的方法和不同的评估技术，通过相互独立的工作，在很大程度上证实了逻各疗法和存在主义分析在经验和临床上可以检验的预测能力，这确实是很了不起的。

那么，在《活出生命的终极意义》首次被翻译成英文大约35年后，我们现在身处何方？纵然篇幅限制只允许用这十几页对最近逻各疗法和存在主义分析的研究做一简短概述，但看起来好像弗兰克尔的逻各疗法——曾是一个单枪匹马的精神病学家"对主流心理学理论化范式的勇敢反抗"（Baumeister and Vohs，2002）——尽管姗姗来迟，现在却已走到了实验、实证和临床心理学领域研究的前沿。

亚历山大·巴蒂亚尼

亚历山大·巴蒂亚尼：在维也纳大学教授心理学哲学和认知科学，在维也纳医学院教授逻各疗法和存在主义分析。他是维也纳维克多·弗兰克尔研究所的主任和研究部门负责人，也是《维克多·弗兰克尔文集》14卷本的编辑。他已出版几本有关哲学心理学、当代心灵哲学、逻各疗法和存在主义分析的著作，参与了上述领域有关著作的撰写，发表了大量文章。

亚历山大·巴蒂亚尼的一则说明：感谢我的同事戴维·古特曼与我在这篇后记所依据的大部分研究中的合作。感谢休·弗雷泽和苏·拉希尔斯给后记英文版提供的帮助。

参考文献

Anderson, M. C. and Green, C. (2001). Suppressing Unwanted Memories by Executive Control. *Nature*, 410

Ascher, M. L. (2005). Paradoxical Intention and Related Techniques. In: Freeman, A., Felgoise, S.H., Nezu, C., Nezu, A. M., Reinecke, M. A. (Eds.) (2005). *Encyclopedia of Cognitive Behavior Therapy*. New York: Springer

活出生命的终极意义 ▶

Batthyány, A. and Guttmann, D. (2005). *Empirical Research in Logotherapy and Meaning-Oriented Psychotherapy*. Phoenix, AZ: Zeig, Tucker and Theisen

Batthyány, A. and Levinson, J. (Eds.) (2009). *Existential Psychotherapy of Meaning: Handbook of Logotherapy and Existential Analysis*. Phoenix, AZ: Zeig, Tucker and Theisen

Baumeister, R. and Vohs, K. (2002). *The Pursuit of Meaningfulness in Life*. In: Snyder, C. and Lopez, J. (Eds.). (2002). *Handbook of Positive Psychology*. Oxford: Oxford University Press

Bornstein, R. F. (2001). The Impending Death of Psychoanalysis. *Psychoanalytic Psychology*, 18:3

Bowes, D. E., Tamlyn, D. and Butler L. J. (2002). Women living with ovarian cancer: Dealing with an early death. *Health Care for Women International*, 23:2

Britton, P. C., Duberstein, P. R., Conner, K. R., Heisel, M. J., Hirsch, J. K., Conwell, Y. (2008). Reasons for Living, Hopelessness, and Suicide Ideation Among Depressed Adults 50 Years or Older. *American Journal of Geriatric Psychiatry*, 16:9

Bühler, Charlotte (1933). *Der menschliche Lebenslauf als psychologisches Problem*. Leipzig: Hirzel

Carver, C. S., Sutton, S. K. and Scheier, M. F. (2000). Action, Emotion, and Personality: Emerging Conceptual Integration. *Personality and Social Psychology Bulletin*, 26

Crumbaugh, J. C. and Maholick, L. T. (1964). An Experimental Study in Existentialism: The Psychometric Approach to Frankl's Concept of Noögenic Neurosis. *Journal of Clinical Psychology*, 20

Damon, W., Menon, J. and Bronk, K. C. (2003). The Development of Purpose During Adolescence. *Applied Developmental Science*, 7:3

Debats, D. L. (1996). Meaning in Life: Clinical Relevance and Predictive Power. *Journal of Clinical Psychology*, 35:4

Eysenck, M. W. and Keane, M. T. (1993) *Cognitive Psychology*, London: Lawrence Erlbaum

Fizzotti, E. and Vesely, F., Online Bibliography on Logotherapy and Existential Analysis, www.viktorfrankl.org/e/bibE.html

Frankl, V. E. and Fabry, J. B. (1978-1979). Aspects and Prospects of Logotherapy: A Dialogue with Viktor Frankl. *The International Forum for Logotherapy Journal of Search for Meaning*, 2

Frankl, V. E. (1958). *Existential Analysis and Logotherapy*. In: Frankl, V.E. (2010)

Frankl, V. E. (1960). *Beyond Self-Actualization and Self-Expression*. In: Frankl, V. E. (2010)

Frankl, V. E. (1961). Philosophical Basis of Psychotherapy. *Philosophy Today*, 5:59–64

Frankl, V. E. (1964). *The Concept of Man in Logotherapy*. In: Frankl, V. E. (2010)

Frankl, V. E. (2004). *On the Theory and Therapy of Mental Disorders*. Translated and with an Introduction by James M. DuBois. London: Routledge.

Frankl, V.E. (2010). *The Feeling of Meaninglessness. A Challenge to Psychotherapy and Philosophy*. Edited and with an Introduction by Alexander Batthyány. Milwaukee: Marquette University Press

Gardner, H. (1986). *The Mind's New Science : A History of the Cognitive Revolution*. New York: Basic Books

Graybiel, A. and Rauch, S. (2000). Toward a Neurobiology of Obsessive-

Compulsive Disorder. *Neuron*, 28

Gutierrez, P. M., Osman, A., Kopper, B. A.; Barrios, F. X. (2000). Why Young People do not Kill Themselves: The Reasons for Living Inventory for Adolescents. *Journal of Clinical Child Psychology*, 29:2

Harlow, L. L., Newcomb, M. D. and Bentler, P. M. (1986). Depression, Self-Derogation, Substance Abuse, and Suicide Ideation: Lack of Purpose in Life as a Mediational Factor. *Journal of Clinical Psychology*, 42

Harlow, L. L. and Newcomb, M. D. (1990). Towards a general hierarchical model of meaning and satisfaction in life. *Multivariate Behavioral Research*, 25:3

Kass, J. D., Friedman, R., Leserman, J. and Caudill, M. (1991). An Inventory of Positive Psychological Attitudes with Potential Relevance to Health Outcomes: Validation and Preliminary Testing. *Behavioral Medicine*, 17:3

Kennedy, S. H., Konarski, J. Z., Segal, V. Z., Lau, M. A., Bieling, P. J., McIntyre, R. S. and Mayberg, S. L. (2007). Differences in Brain Glucose Metabolism Between Responders to CBT and Venlafaxine in a 16-Week Randomized Controlled Trial. *American Journal of Psychiatry*, 7:164

Khatami, M. (1987). Logotherapy for Chronic Pain. *International Forum for Logotherapy*, 10:2

Kish, G. and Moody, D. (1989). Psychopathology and Life Purpose. *International Journal of Logotherapy*, 12:1

Kinnier, R. T., Metha, A. T., Keim, J. S., Okey, J. L., Alder-Tabia, R. L., Berry, M. A. and Mulvenon, S. W. (1994). Depression, Meaninglessness, and Substance Abuse in "Normal" and Hospitalized Adolescents. *Journal of Alcohol and Drug Education*, 39:2

Klingberg, H. (2009). Logotherapy, Frankl, and Positive Psychology. In: Batthyány, A. and Levinson, J. (2009)

Linehan, M. M., Goodstein, J. L., Nielsen. S. L. and Chiles, J. A. (1983). Reasons for Staying Alive when you are Thinking of Killing Yourself: The Reasons for Living Inventory. *Journal of Consulting and Clinical Psychology*, 51

Lyon, D. E. and Younger, J. B. (2001). Purpose in life and depressive symptoms in persons living with HIV disease. *Journal of Nursing Scholarship*, 33:2

Malone, K., Oquendo, M., Haas, G. L., Ellis, S. P., Li, S. and Mann, J. J. (2000). Protective Factors Against Suicidal Acts in Major Depression: Reasons for Living. *American Journal of Psychiatry*, 157:2

Mascaro, N. and Rosen, D. H. (2005). Existential Meaning's Role in the Enhancement of Hope and Prevention of Depressive Symptoms. *Journal of Personality*, 73, 985–1014

Mascaro, N. and Rosen, D. H. (2006). The Role of Existential Meaning as a Buffer against Stress. *Journal of Humanistic Psychology*, 46, 168–190

Nagata, K. (2003). A Study of Logotherapy for Chronic Low Back Pain Patients. *Seishin Shinkeigaku Zasshi*, 105:4

Paris, J. (2004). *The Fall of an Icon: Psychoanalysis and Academic Psychiatry.* Toronto: University of Toronto Press

Reker, G. T. (2002). Prospective Predictors of Successful Aging in Community-Residing and Institutionalized Canadian Elderly. *Ageing International*, 27

Rosenberg, D. and Green, R. (1998). Meaning and Mental Health. A Review of the PIL: Validity, Reliability and Predictive Value. *Journal of Psychometric Research*, 22:1

Schwartz, J. M. (1997a). Cognitive-Behavioral Self-Treatment for Obsessive-

Compulsive Disorder Systematically Alters Cerebral Metabolism. In: Hollander, E. and Stein, D. J. (Eds.) (1997). *Obsessive-Compulsive Disorders: Diagnosis, Etiology, Treatment*. New York: Marcel Dekker

Schwartz, J. M. (1997b). Obsessive-Compulsive Disorder. *Science and Medicine*, 4:2

Schwartz, J. M. (1998). Neuroanatomical Aspects of Cognitive-Behavioural Therapy Response in Obsessive-Compulsive Disorder: An Evolving Perspective on Brain and Behaviour. *British Journal of Psychiatry*, 173 (suppl. 35)

Schwartz, J. M. (1999). First Steps toward a Theory of Mental Force: PET Imaging of Systematic Cerebral Changes after Psychological Treatment of Obsessive-Compulsive Disorder. In: *Toward a Science of Consciousness*. Boston: MIT CogNet

Schwartz, J. M. (1996). Systematic Changes in Cerebral Glucose Metabolic Rate after Successful Behavior Modification Treatment of Obsessive-Compulsive Disorder. *Archives of General Psychiatry*, 53: 109-113

Seligman, M. E. P. and Csikszentmihalyi, M. (2000). Positive Psychology: An Introduction. *American Psychologist*, 55 (1): 5–14

Shek, D. T. (1998). Adolescent Positive Mental Health and Psychological Symptoms: A Longitudinal Study in a Chinese Context. *Psychologia: An International Journal of Psychology in the Orient*. 41:4

Steger, M. F., Kashdan, T. B., Sullivan, B. A. and Lorentz, D. (2008). Understanding the Search for Meaning in Life: Personality, Cognitive Style, and the Dynamic Between Seeking and Experiencing Meaning. *Journal of Personality*, 76:2

Stillman, T., Lambert, N. M., Fincham, F. D. and Baumeister, R. F. (2010). Meaning as Magnetic Force: Evidence That Meaning in Life Promotes Interpersonal Appeal. *Social Psychological and Personality Science,* 8:10

Waisberg, J. L. (1994) Purpose in Life and Outcome of Treatment for Alcohol Dependence. *British Journal of Clinical Psychology*, 33:1

Wegner, D. (1989). *White Bears and Other Unwanted Thoughts: Suppression, Obsession and the Psychology of Mental Control*. New York: Viking.

Zika, S. and Chamberlain, K. (1987). Relation of Hassles and Personality to Subjective Well-Being. *Journal of Personality and Social Psychology*, 53.

Zika, S. and Chamberlain, K. (1992). On the Relation Between Meaning in Life and Psychological Well-Being. *British Journal of Psychology*, 83.

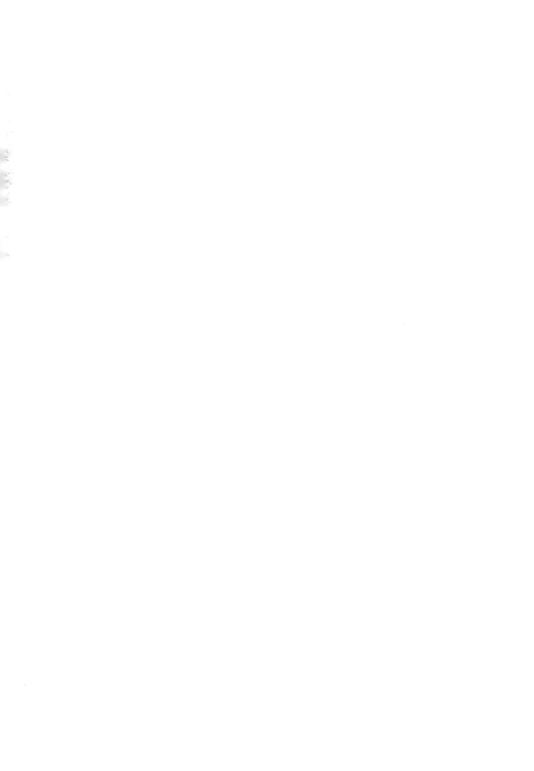